JN255007

希望の介護

認知症を考える「中島塾」にようこそ

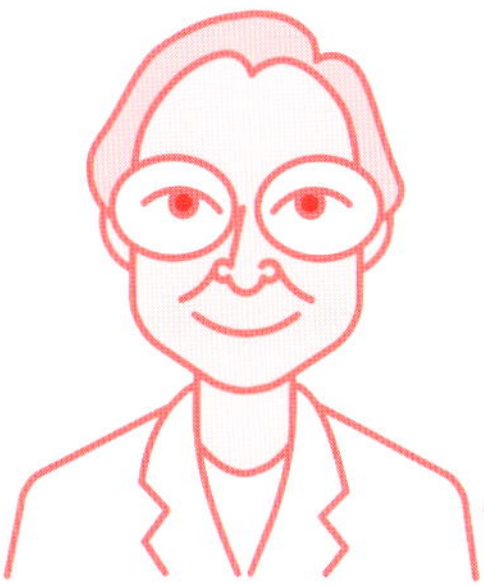

京都府立医科大学名誉教授
神経内科医・医学博士
中島健二
Nakajima Kenji

書肆クラルテ

希望の介護——認知症を考える「中島塾」にようこそ

はじめに

高齢者介護にかかわるすべてのスタッフおよび家族の皆さん、「中島塾」にようこそ！

本書のタイトルは「希望の介護」ですが、私の本音を申し上げれば「中島塾にようこそ！」または「中島塾ものがたり」にしたかったのです。しかし、大学受験の「河合塾」や、吉田松陰の「松下村塾」なら誰でもご存知でしょうが、「中島塾」と言っても通用しそうにもありません。

「中島塾」は高齢者のお世話をする家族や施設のスタッフのための学校です。学校と言っても教員は校長（塾長）のみ、すなわち私で、事務員も校長が兼務している世界一小さな学校です。つまりひとり芝居のようなガッコウなのです。「ガッコウでのキョウイク」と聞けば何となくかたい感じがして近寄りにくいでしょうが、この塾は柔らかい、近寄りやすい学校です。なぜかと言えば、塾に入るのも自由、去るのも自由、しかも学費無料ですから。生徒数は10人から最大で15人程度。医師、看護師、介護士、薬剤師、理学療法士、家庭の主婦、ケアマネジャー、音楽療法士など、塾生は実にヴァラエティーに富んでいます。

皆さんがいちばん知りたいのは、「中島塾」はいったい何を教えているのか、ということでしょう。授業科目は文学、歴史、哲学から高齢者の医療・介護まで実に多彩です。文学？　歴史？　哲学？　それが高齢者の医療や介護とどういう関係があるの？　そう思う方は多いでしょう。

実は私はかつて高齢者の福祉施設で働いていました。新しくできた施設で、そこで働くスタッフの3分の2は新人でした。学校を卒業したばかりの人たちが勤務してきたのです。私はと言えば、医師になって40年、医学、医療は一応マスターしたつもりでした。しかし、高齢者の介護施設に勤めるのは初めてでした。60代の半ばになり、自らも高齢者の仲間に入ったと自覚し始めたころで、高齢者の生理（身体の変化）と心理（精神状態の変化）を自分の目で見てみようと思ったのです。

これまで私は自分が老いてきたと思ったことはありませんでした。しかし肉体年齢は別として、暦の上では私も立派な老人です。かつて私は老年医学や神経内科学を医学生や医師に教えてきましたが、そのときに紹介した高齢者は教科書に載っている人たちでした。今回は高齢者である私自身が若いスタッフたちと一緒に、高齢者の医療と介護を勉強することにしたのです。

高齢者施設に入所してきた利用者（ここが大切なところですが、高齢者施設では病院と違って入所者を患者とは言わず、利用者と呼びます）の身体的ケアはベテラン看護師が担当します。これはこれで大切なことです。また入所してきた高齢者が転ばないように注意を払ったり（転倒予防）、食事のときにむせないように気を付けたり（誤嚥予防）することも大切です。これらは経験を積んだリハビリテーションスタッフが担当します。そして介護の現場で常に高齢者のそばにいてお世話をしている重要な働き手は、言うまでもなく介護士です。彼らがいなければ施設での介護は成り立ちません。

しかし国はこの重要な働き手である介護士を大事にしてきませんでした。大事にする制度設計ができていないのです。２０１５年1月に厚生労働省が発表した国家戦略案では、２０２５年に65歳以上の７００万人が認知症になると推定しています。その人たちをお世話するには介護士が欠かせません。現在でも人手不足で、２０２５年には30万人も不足すると言われています。なぜ慢性的な人手不足なのか。彼らに対する給与の低さや社会保障の不備があるからです。同年齢の他企業の人と比べ月平均10万円も給与が低ければ、いくら情熱を抱いて就職しても長続きしないのは当然でしょう。その改善は急務であり政治に期待するしかありません。

一方、期待して待つだけでなく、私は自分にできることをまず始めようと思いました。それはスタッフに介護にかかわる知識と技術を身に付けてもらうことでした。彼らに理論武装してもらおうと思ったのです。武装とは物騒な表現ですが、要するに介護にまつわる知識の習得です。

「知識は力」であると私は信じています。やる気満々で施設に就職しても、経験のない新人スタッフは自信がないものです。介護とは何か、だいいち目の前にいる高齢者はどんな人たちなのか、この人たちに介護を提供する意義は何かがわかっていないのですから自信がないのは当然です。なかにはそれなりに勉強し、漠然とは理解したつもりでしょうが、確信が持てないのです。私が徒手空拳で「中島塾」を立ち上げたのはこのことによります。知識と技術とそして自信を身に付けた介護スタッフには、自ずから発言力が増すはずです。

具体的なケアやリハビリテーションの実際については、機会があればお話しすることにします。それでは順番が逆だ、まず、身体が不自由になった人をどうやってベッドからトイレまで移動させるのだ、ベッドからあるいは玄関から車椅子への乗せ方はどうするのか、食事中どうしたらむせないよう食べさせることができるのか、それを教えるのが先だと言われるでしょう。その気持ちはわかります。

しかし考えてください。自家用車を運転して自宅から会社に行く人、トラックを運転して倉庫からスーパーマーケットに荷物を配達する人、休みの日に子どもを車に乗せて行楽地に向かう人、どなたも運転免許証を持っています。免許証を取得するときのことを思い出してください。自動車学校で、「これがブレーキです。まずブレーキを確認してください。自動車の運転でいちばん大切なのはブレーキです」「はいこれがハンドルです。ブレーキの次に大切な装置です。ハンドルはこうハの字の位置で握ってこう回してください」「これがエンジンキーです。差し込んで右に回してください。エンジンがかかるでしょう」「次にアクセルを踏み込んでスピードを上げてください」と、初めに教えますか？　そんなことはしないでしょう。交通法規や運転するときのマナーから教えるでしょう。自動車は便利な道具だけれど、誤った使い方をすれば大事故につながり尊い命を奪うことになると最初に教えられるでしょう。赤信号では止まること、スピードを出しすぎないこと、道路標識を見落とさないこと、横断歩道の前では徐行して最大の注意を払うことなどを厳しく教えられたはずです。つまり人命尊重の精神をきっちり習ったあとに運転技術を学ぶのです。それにもかかわらず、時として無謀運転が尊い命を奪います。

何年か前、福岡市で起きた交通事故は酔っ払い運転によるものでした。橋の上で追突された車は川に落ち、３人の幼い命が奪われました。人のいのちの尊さを教えること、自動車は使い方を誤ればいつでも凶器になり得ると教えることが自動車運転に先立って重要なことなのです。

高齢者の介護も同じです。自分では食事ができなくなった高齢者の口元にスプーンでご飯を持っていき食べさせてあげるのはとても重要なことです。排泄の世話をしてあげるのも大切です。転ばないように手を引いてあげるのも、そばに寄り添ってあげるのも必要なことです。私たちのお世話を必要とし、それがなければ充実した生活ができない、それどころか生命の維持さえ覚束ない高齢者を、私たちはいったいどう位置づけているのでしょう。お世話にならなければ生きていけない、だからどんなことがあっても我慢しようと高齢者は卑屈になってはいないでしょうか。逆に言うと、高齢者の尊厳を大切にしつつ私たちは高齢者に接しているでしょうか。そのことを考えると、個々のお世話をする技術を修得する前に学ばなければならないことがあるのです。

私たちの先祖はお年寄りをどう考え、お世話をしてきたのでしょう。人のいのちに重い軽いはあるのでしょうか。文学の世界ではお年寄りをどう扱ってきたのでしょう。

「中島塾」はこれまで約20回開かれました。そこでは前に述べたことを学び、討論してきました。塾は塾生の仕事が終わったあとの午後6時から開講し、時には深夜におよぶことがありました。本書はその講義録をもとに足りない部分を補足したものです。本書は患者さんや利用者さんの目線に合わせていることも含めきわめてユニークな内容であり、これまでに認知症に関して書かれた本とはまったく異なるものだと自負しています。

今や認知症は「新国民病」とも言われるようになりました。その予備軍も含めると800万人もの患者さんがわが国で生活していることになります。テレビのスイッチを入れると「認知症」の大きな文字が現れない日はありません。それに煽られて不安に感じたり、慌てたりする人が多いようです。まず正しい知識を身に付けていただきたいと思います。本書は、病院や施設で働く人たちだけでなく、現在家庭で介護にたずさわっておられる人たちにも役立つと信じています。

まずは「中島塾」にようこそ！

中島　健二

※なお、本文中の氏名はプライバシー尊重のため仮名にしています。

『希望の介護――認知症を考える「中島塾」にようこそ』を推薦します

公益社団法人全国老人保健施設協会会長　東　憲太郎

まず我々の団体である公益社団法人全国老人保健施設協会（全老健）について紹介させてください。全老健は、高齢者等が自立して生活できるよう、地域社会の健全な発展を図ると共に、サービスの質の向上及び福祉の増進に寄与することを目的として１９８９年に設立された介護老人保健施設（老健）の全国組織です。現在、全国に約３５００の施設があります。

全老健の主な活動のひとつに、職員を対象とした研修事業があります。対象者・テーマを様々に設定し、年間30回以上の研修会を行っています。そのうちのひとつである医師研修会に、当時、京都の老健の施設長をされていた中島先生にご講演いただいたことが全老健と中島先生の出会いでした。先生はとても積極的で、たくさんの質問に答え、また含蓄のある発言をされました。

その様子を見て、ぜひ老健施設における医療全般についてもお話しいただだこうと考え、２００８年８月に京都で行われた全国介護老人保健施設大会と同時に開催された

第2回医療研究会で「高齢者の医療〜老健利用者を念頭におきつつ〜」というタイトルで講演をいただきました。内容は「老健の基本は看護・介護。しかし適切な医療は看護・介護を援護する」というもので、老健施設に働く医師への熱い想いを籠めたメッセージでした。

その中島先生が今回『希望の介護——認知症を考える「中島塾」にようこそ』を出版されました。内容は、介護に関わる様々な職種・役割の方に介護の本質を講義しそれを元に議論した記録を一般の方にも読みやすくまとめられたものです。

まず導入は文学と認知症で、介護や歴史に触れ、認知症の介護は古くからある普遍的なものであると述べています。また、老健施設における医療の現状、さらに他科受診の問題、介護保険と医療保険の関係について、非常にわかりやすく書かれています。認知症や介護に関して、このような切り口で書いた一般向けの書物はこれまで皆無であろうと思います。

日本は認知症700万人時代を迎えると言われ、国はオレンジプランと銘打って認知症対策をうちだしています。そのような中、老健施設の職員はもとより、広く介護に携わる方、お年寄りを介護しておられるご家族、そしてこれから老いを迎える若い世代の方にもぜひ本書をお読みいただき、認知症や介護についての知識を深めていただければと思います。

目次

第1章　文学に見る認知症

文学は心を豊かにする魔法の杖

私たちは子どものころから文学に親しんできました。幼稚園児のころは童話をお母さんや幼稚園の先生に読んでもらって空想の世界に遊びました。小学生や中学生のころはもっぱら伝記ものやファーブル昆虫記などの科学もの、高校に入るといっぱしの文学青年ぶって恋愛小説に胸をときめかせたときがあったでしょう。文学は私たちの年代ごとに私たちの前に立ち現れ、心を豊かにしてくれる魔法の杖のような働きをしてくれます。文学にはいろいろなジャンルがありますが、洋の東西を問わず老いとそれにともなう認知症も大きなテーマです。スペインのセルバンテスが17世紀に書いた『ドン・キホーテ』(ラ・マンチャの男)もそのひとつでしょう。

ラ・マンチャの男　ドン・キホーテ

スペイン中部のラ・マンチャに住む老騎士ドン・キホーテは、若いころの騎士としての名誉と栄光、老いた今は幻覚と妄想という二重の世界に生きています。従者サンチョ・パンサを従え旅に出ますが、遠くに見える風車を敵と間違え槍で突きかかり、巨大な羽根に巻き込まれ振り跳ばされてしまいます。幻想に出てくる美しい娘を高貴な姫と思い込み、その姫を守るのが騎士の務めだと行く先々で問題行動を起こします。しかし遂にすべての夢は破れ、故郷に戻りそこで静かに生を終えるのです。老いとそれにともなう判断力の低下、すなわち認知症をものの見事に表現しているこの小説は当時、西洋では聖書の次に皆に読まれたと言われています。

恍惚の人

日本でも、すでに平安時代に「草紙もの」と言われる物語の中で、老いや認知症を扱っています。近年では、谷崎潤一郎がそのものずばり、『瘋癲老人日記』を著わしています。瘋癲《ふうてん》は認知症のことです。

今回はまず、有吉佐和子《ありよしさわこ》の小説『恍惚の人』を皆さんと一緒に読んでみましょう。『恍惚の人』は、1972年に発表された小説です。恍惚《こうこつ》とは本来美しいものを見てうっとりすることを意味しましたが、ぼんやりするという意味もあることから、有吉は年を取って惚（呆）けてしまった人を「恍惚の人」と呼んだのです。現在ならさしずめ「認知症の老人」と言うのでしょうが、これを「恍惚の人」としたところが有吉のすごさです。しかもそれが1972年ですから驚きます。日本はその後、高齢者が増え続け、２０１３年には65歳以上の人が全人口の25％を占めるようになったのですが、１９７２年当時はまだ７・５％でした。そのときに書かれたこの小説は、認知症の人がどのような症状を見せ、それがいかに悲惨であるかを余すところなく伝えたことで人々を驚かせ、ベストセラーになり、「恍惚の人」という言葉自体が流行語になりました。

なぜ有吉は認知症のことを書く気になったのでしょう。彼女自身が語っていますが、記憶力が抜群であった彼女は40歳になるかならない若さで、ふっと知人の名前が出てこなかったことがあるのです。「私は痴呆症になったのではないかとの恐怖心に襲われました」と有吉はある座談会で語っています。結局、これは売れっ子作家の常で、時間に追われた生活を送っていたこと、睡眠時間も少なかったことによるものでしたが、そのときの恐怖から痴呆症に興味を持ち、いろいろ調べているうち作品に仕上げようと思い立ったのです。

認知症の世話で家庭崩壊

なお当時は、認知症と言わず痴呆症と称していました。しかし、痴呆や惚（呆）

けは差別的表現であるとの社会からの指摘を受け、国が正式に痴呆症を認知症と言い換えることにしたのは２００４年のことです。現在ではカルテの診断名も認知症と書かなければなりません。

さて、話を元に戻しましょう。『恍惚の人』の登場人物は、主役が立花茂造さん。84歳です。茂造さんは2、3年前から認知症の症状があったようですが、離れで妻（75歳）と暮らしており、同じ敷地内にある母屋の長男夫婦やその息子（高校生）はそのことに気付きませんでした。茂造の妻が夫の食事や身の回りの一切をかいがいしくやっており、母屋一家は老夫婦の生活にあまり立ち入らなかったからです。茂造の息子の信利は大手商社の中堅幹部で忙しく、その妻昭子も会社の事務員として働いていたのです。

しかし茂造の妻が病気で急死するところから場面は急展開します。茂造は妻が死んだことも理解できず、空腹に耐えかねて街にさまよい出るのです。ちょうど仕事から帰る昭子が、街で形相を変え異様な格好で歩いている義父を見付けます。家に連れて帰ろうとしますが、激しく抵抗されます。タクシーに乗せて連れ帰ろうとしますが乗車拒否に遭い、おまけに通りかかった人も見て見ぬ振りです。夫の信利も、会社が忙しいということもあり、嫁のお前が面倒を見ろと言うばかりです。

母親が死亡した知らせを受けて、東北地方の小都市に嫁いでいる茂造の娘京子がやってくるのですが、父親の認知症に関してはあれこれと昭子に指示するばかりで手伝おうとはしません。記憶力が完全に失われた茂造は、朝食を食べたことを忘れて、「昭子さん朝飯はまだですか」を繰り返します。自分の家であることも理解できなくなっているので、制止しても出て行きます。その上、方向感覚が失われていますから自宅に戻ることができず行方不明になります。警察から保護したとの報告を受け茂造を迎えに行くのも昭子の仕事です。その積み重なりで昭子はへとへとになり、家庭崩壊一歩手前の状況に陥ります。

冬の寒いさなか、さまよい歩いた茂造は肺炎になります。往診したかかりつけ医が、疲れ果てた昭子を見るに見かねて茂造の入院手続きをしてくれましたが、入院直前に茂造が急死するところでこの物語は終わるのです。

私は「中島塾」の塾生に、『恍惚の人』（文庫本でいまだに書店に並んでいる！）を前もって読んでくるように伝えていました。ですから、私がさわりの部分を読んだり、参加者（高校時代に演劇部員であった）に読んでもらったりして、授業を進めました。この小説には医学的にもいくつかの興味深い記載があります。茂造がアルツハイマー病としての症状を随所に見せているのです。このことに関しては、第3章で詳しく説明することにしますが、著者有吉佐和子はいつどこでこのような症状を取材し、あるいは調べ、小説にちりばめていったのでしょう。しかも『恍惚の人』が書かれたのは、わが国に介護保険が導入される28年前のことでした。

読後感を塾生に聞くと、嫁の昭子がほとんどひとりで茂造の面倒を見ているなんて信じられないと言いました。昭子はくたくたになって倒れる寸前でした。たしかに現在では認知症センターも各地にでき、介護老人保健施設などの入所サービス、デイケアやデイサービスなどの通所サービス施設ができ、訪問看護センター、訪問介護サービスも充実してきました。

２０００年に介護保険制度が始まってからその充実ぶりは加速されました。しかし、その制度が始まる30年ほど前は、まだ「家の中のことはその家で始末すること」が当たり前のように言われていたのです。家族のひとりが病気になれば家族のうちで手の空いている者がその人の面倒を見るのです。そして、手が空いている人とはほとんどの場合、嫁であったという事実を忘れてはならないと思います。

日本で老いや認知症を扱った小説家は他にもいます。先に挙げた谷崎潤一郎の他、深沢七郎、井上 靖などです。これらの作家に関しては、余裕があればまたお話ししましょう。

優れた王、リアの意外な行動

次に「リア王」を読んでみましょう。言うまでもなくこれはイギリスの劇作家ウィリアム・シェークスピアの作品です。主な登場人物はリア王、その娘である長女ゴネリル、二女リーガン、三女コーディリアです。イギリス（劇ではブリテン）の王であるリアは自らの老いに気付きます。そこで自分が統治していたブリテン国を3つに分け、3人の娘に与えることにしました。今で言う生前贈与ですね。娘たちには高貴な身分の男と結婚させ、彼らの館に順番に逗留しながら優雅な隠退生活を送ろうと思ったのです。何とすばらしい生活設計でしょう。

リア王がいちばん愛していたのは実は三女のコーディリアでした。彼女が控え目で気立てのやさしい、しかも父親思いの娘であることは父親のリアがいちばん良く知っていました。リアは自分の国土のうち、いちばん肥沃な領地をコーディリアに与えたいと秘かに思っていました。しかし、それをあからさまに表明することはできません。そこでリアは娘たちに申し渡すのです。「お前たち、わしをどれだけ愛しているか言っておくれ。その内容にふさわしい領地を用意してあるのだよ」と。

美貌の持ち主ではあるが、虚栄心が強く、しかも欲深いゴネリルは、待ってましたとばかり、父親への愛をおべんちゃらで塗り固めて繰り出します。そしてまんまと国土の3分の1をせしめるのです。二女リーガンも姉に負けず劣らずの欲張りです。彼女も巧みに父を褒めそやし、その父をどれほど愛しているかと歯の浮く言葉で飾り立て、3分の1を手に入れます。あとは末娘のコーディリアです。父王は言います。「コーディリア、私の大事なコーディリア。フランスの王が妻にしたいと願い出るほどの自慢の娘。さあ言っておくれ。わしをどれほど愛しているのかを」

純粋ゆえに父の怒りを買ったコーディリア

誰よりも父を愛しているコーディリアは途方に暮れます。父を愛しているなんて、口に出して言うことではないと彼女は思っていたのです。言葉より行い、それは日ごろ私がお父様に接しているからおわかりになるでしょう。それがコーディリアの思いでした。父王の再三の要求にコーディリアは答えました。「申し上げることは何もございません」。父王は激怒します。いちばん可愛がっていたコーディリアが、こともあろうに何も言うことはないとは。そして「何もないと言う者には何も与えない」と言い放ったリア王は、コーディリアのために取っておいた最良の領地を二分しゴネリルとリーガンに与え、コーディリアを国外に追放してしまうのです。無一文になったコーディリアは、フランス王の求愛を受け入れフランスに渡ります。

さて国土を半分ずつ長女と二女に分け与えたリア王はどうなったでしょう。当時としては（そして現代に換算しても）世界一の金持ちにさせてもらった2人の娘は父親を歓待したでしょうか。とんでもない、その逆です。欲で着飾った2人の王女は、もらうものさえ手に入れればそれで良いのです。訪ねて来た父親やその従者たちにお金を使うなんて真っ平です。だいいち最近少し惚けてきた父親がうっとうしくなっていました。要するに父はお邪魔虫なのです。仕方なく2人の娘は訪ねて来た父とその従者たちを交代で引き受けることにし、館の片隅の粗末な部屋を用意します。早く出て行けと言わんばかりの扱いです。邪険にされ、腹を立てたリア王は、次々と自分のもとを去り今は残り少なくなった忠実な従者を引き連れて娘の館を立ち退きます。そして寒風吹きすさぶヒースの荒野をさまよい歩くのです。かつて権勢を誇ったリア王、今やぼろを纏った一介の老人と化したリア王は、コーディリアこそ真に自分を愛してくれていたのだと気付きましたが後の祭りです。

さて、ゴネリルとリーガンはどうなったのでしょう。もともと無慈悲と欲深さが共通点の2人がうまくいくはずなく、仲違いの果て、ゴネリルがリーガンを毒殺してしまいます。その後、数々の悪事が露見し、ゴネリルも自殺に追い込まれます。話がそこで終わるなら、悪人は天罰を受け滅びるという勧善懲悪の講談で終わるのですが、シェークスピアはさらに筆を進めます。

イギリスが乱れ始めたことを知ったフランス王は、妻コーディリアを連れてイギリスに攻め上ります。しかしフランス軍はイギリス軍に敗れ、コーディリアとリア王も捕えられてしまいます。ゴネリルの夫であったアルバニー公爵はゴネリルの悪事に気付き、獄中のリア王とコーディリアの救出に向かいますが、コーディリアはすでにゴネリルの命令で絞殺されていました。リア王はコーディリアの遺体を抱いて荒野をさまよい歩き、悲しみの余り命を落とすのです。以上が「リア王」のあらすじです。皆でテキストを読み終わったあと、塾長を囲んで塾生がディスカッションをしました。

塾生のひとりは、リア王は本当に可哀想だ、でもあまりに頑迷であったのでこのような不幸な目に遭ったのだと言いました。リア王は単に年を取って頑迷になったのでしょうか。人は80歳にもなれば身体も脳も衰えます。身体の衰えはまず、足で気付きます。若いときは階段を二段ずつ駆け上がっていたのに、今や一段ずつがやっとです。それすら時にはふらつくありさまです。脳の衰えはどうでしょうか。昔はメモなど取らなくても一日のスケジュールは頭の中に入っていたのに、今ではメモ帳が欠かせませんし、始末の悪いことに書いたメモさえどこに入れたか思い出せないこともあるのです。

アルツハイマー病になったリア王

80歳のリア王はどうなのでしょうか。国王として君臨するには、頑固さも必要です。しかし王として君臨したときのリア王の頑固さと、戯曲で示された頑迷とは違う性質のものです。彼は頑迷と言うより、判断力を失っていたのです。国土を分けて3人の子どもに与えるという判断もそうです。国土を分ければ国力が落ちるのはわかりきっています。リア王が聡明な王であったときには、決してこのような判断はしなかったでしょう。彼は異常なまでに判断力が低下したのです。国土の重さを愛の重さで量る王はいません。このような思いつきそのものが異常です。これも病的な判断力低下と言えるでしょう。

前に述べたテキストには示しませんでしたが、共に捕われの身になった最愛の娘に向かってリア王は異常な行動やセリフを述べています。「お前は誰だ？　知っているような気がする」と言うのです。最愛の娘が誰だかわからなくなっているのです。コーディリアはどれほど驚いたことでしょう。さらに、「いったいここはどこだ。さっぱり見当がつかない」とも言います。他ならぬかつての自分の領土に居ながらこのようなことを言うのです。そして、「いつどこで夜を明かしたのかさっぱりわからない」というセリフは、時間の観念が失われたことを示しているのでしょう。

このように、リア王は、①人を見ても誰かわからない、②場所もわからない、③時間もわからない、そしてそもそも国土を3分割し、娘のスピーチの出来、不出来を国土贈与の基準にしようとするなど、④正常な判断力が失われている、のです。
これだけ揃えばリア王はいわゆる「年相応の物忘れ老人」とは言えません。

「中島塾」ではリア王はアルツハイマー病にかかっていたのであろうと結論付けました。議論の中で、塾生のひとりが脳卒中のあとに出てくる認知症の可能性はありませんか、と質問しました。ドラマで演じられたリア王の行動をつぶさに調べましたが、そこには脳卒中患者に見られる典型的な運動障害はありませんでした。何しろコーディリアの遺体を抱いて荒野を歩いたくらいですから。したがって脳卒中が原因の認知症ではなさそうです。もちろんごく軽度の脳卒中であれば運動障害は軽いか、あっても目立たないことはあります。

アルツハイマー病だとしたら、重症度はどの程度かしら、という質問も出ました。そこで皆でテキストをもう一度読み直し、コーディリアが本当に死んだのか、ただ深く眠った状態なのか、をリア王が探ろうとした箇所に注目しました。「鏡を貸してくれ。コーディリアの鼻にかざしてみよう。もし息をしているなら、鏡が曇るだろう」。これだけ言えるのであれば、まだアルツハイマー病の初期からそれより少し進んだレベルであろうというのがわれわれの結論でした。読者の皆さんはどうお考えでしょうか。なおアルツハイマー病に関しては第3章「1　脳のどこに故障があるとこんな症状が出るのか」「3　西洋における認知症の歴史」および「4　認知症の診断」でも説明してあるのでご覧ください。

シェークスピアの私たちへのメッセージ

17世紀初頭にイギリスで活躍したシェークスピアは多くの戯曲を書きました。しかし400年経った今でも彼の作品の新鮮さは少しも失われていません。人の心の変化や喜怒哀楽を巧みに捉え、それを見事なまでに表現した彼の作品は現代でも多くの人を惹き付けます。イギリスとカナダのストラトフォードには毎年数十万人が国の内外を問わず集まります。シェークスピア劇場があるからです。私もそこで「リア王」をはじめ、「オセロー」「ベニスの商人」「ロメオとジュリエット」「夏の夜の夢」など、さまざまなドラマを観ました。もちろん、時代とともに演出家が表現のスタイルを微妙に変えることはあります。たとえば、2013年の「ロメオとジュリエット」では黒人の女性がジュリエットを演じました。シェークスピア四大悲劇と呼ばれるのは、「リア王」「オセロー」「ロメオとジュリエット」「ハムレット」ですが、「ハムレット」と並んで「リア王」は有名です。皆さんもぜひ「リア王」を読んでみてください。文庫本でワンコインちょっとで買えますから。

あ、ひとつ忘れていました。塾生と語り合ったとき、リア王がわれわれに残したメッセージは何だろうということでした。塾生から出たのは次の言葉でした。「生前贈与って今騒がれているけれど、よく考えなくちゃね。あまり早く分け与えてしまうと、あのゴネリルやリーガンのように、もらうものはもらったからもう用はない、ということになりかねないものね」「そう。やっぱり最後まで自分の名義にしておかないと。そうすれば遺産欲しさに子どもたちは一応近づいてくるものね」など、活発な意見が出ました。

たしかにこのような発言は、現実に起こり得る事象にうまく対応する「社会の知恵」とも言えます。しかしこれ以上会話が弾まなかったのは、皆さんの親子関係がうまくいっているからなのでしょう。もっとも、会の終わりにひとりの塾生が言った言葉、「遺産相続を巡って血の雨が降るほど、残せるものはないね」という言葉が、あるいは真相なのでしょう。

第２章　高齢者の人権と尊厳

藤村の「初戀」

まだあげ初《そ》めし前髪《まへがみ》の
林檎のもとに見えしとき
前にさしたる花櫛《はなぐし》の
花ある君と思ひけり

やさしく白き手をのべて
林檎をわれにあたへしは
薄紅《うすくれなひ》の秋の實《み》に
人こひ初《そ》めしはじめなり

わがこゝろなきためいきの
その髪の毛にかゝるとき
たのしき戀の盃《さかづき》を
君が情《なさけ》に酌《く》みしかな

林檎畠の樹《こ》の下に
おのづからなる細道《ほそみち》は
誰《た》が踏みそめしかたみぞと
問ひたまふこそこひしけれ

島崎藤村（１８７２～１９４３年）が明治30年（１８９７）に発表した詩集「若菜集」に「初戀」が載っています。その初版本が手元にありました。美しい詩ですね。文語文で書かれていますので、若い人たちには古文のように感じるでしょう。私は次のように訳してみました。秋のある日、まだあどけないあなたとリンゴの木の下で出会いました。あなたは白い美しい手をさしのべて薄紅色《うすべにいろ》のリンゴを私にくれました。これが私の初恋なのでしょうか。思わず漏れた私の吐息があなたの髪を揺らしています。恋の盃を交わしたかのように。会うときはいつもこの木の下。それなのに、ここに道ができているわ、いったい誰が来たのでしょうとあなたはいじらしくも言うのです。

若者の特権、高齢者の特権

若者には若者の特権があります。愛し愛される特権、何にでもチャレンジする特権、どこにでも飛んでいける特権、自由に生きる特権、もし病気になればとことん治してもらえる特権……。

高齢者はどうでしょう。若者が持っているような特権は高齢者には制限されるのでしょうか。いいえそんなことはありません。肌の色も、男女の別も、国籍も、貧富の差も、もちろん年齢の差も関係なく人は平等に扱われる権利を持っているのです。高齢者に限ったことではありませんが、われわれは人権と尊厳、このふたつを常に意識していなければならないのです。なぜなら人権という砦も尊厳という壁も、ちょっと気を許すと簡単に打ち破られてしまうからです。人権は憲法で守られているからといって安心してはいけません。

一例を挙げるならば、ある大手企業と第一労働組合が、こっそりともうひとつの労働組合（第二組合）に所属する職員の思想調査や素行調査をしたことがあります。調査リストには、特定政党や宗教団体への所属のほか、シングルマザーや離婚歴など私生活の内容まで事細かに書き込まれていたことから、人格権が侵害されていると裁判所に訴えた事件です。これは日本国憲法第14条（すべて国民は、法の下に平等であって、人種、信条、性別、社会的身分又は門地により、政治的、経済的又は社会的関係において、差別されない）に違反することは明らかです。当時の国土交通大臣は弁護士資格を持つ人でしたが、「個人情報保護法ができたのだからしっかりそれを守るべきだ」とのコメントを出しただけでした。驚いたことに、訴えられた被告側（企業と第一労働組合）は裁判開始直後に、自分たちが悪かったと非をすべて認め、あっという間に裁判は終わってしまいました。

人の一生と尊厳

少しむずかしい言葉を使うなら、すべて人は尊厳のうちに生き、尊厳のうちに死を迎える権利があるのです。

ところで尊厳とは何を意味するのでしょう。尊厳《ソンゲン》と重々しく言われるとそれだけで厳粛《ゲンシュク》な気持ちになります。哲学者や倫理学者が議論するテーマではないかと勘違いしそうです。試みに尊厳を岩波書店の『広辞苑』で調べると、「とうとくおごそかで、おかしがたいこと」とありました。講談社の『日本語大辞典』を見ても、尊厳の説明は『広辞苑』とまったく同じでした。わが国を代表するこの2社の解説を見て、私は「はあー」と思わず最敬礼しそうになりました。しかし、あまりにも抽象的な表現であり実感が湧きません。

それでは尊厳死についてはどうでしょうか。『広辞苑』には「一個の人格としての尊厳を保って死を迎える、あるいは迎えさせること。近代医学の延命技術などが、死に臨む人の人間性を無視しがちであることへの反省として、認識されるようになった」との説明があります。この文章では人格、尊厳、人間性といった単語がすでに自明のものとして使われています。一方、『日本語大辞典』は尊厳死を「不治の病気や障害によって意識不明やひどい苦痛の状態にある患者に対し、延命だけを目的とする治療をやめ、人間としての名誉をたもちながら死ねるようにすべきだとする考え方。またそのような死。アメリカのカレン・アン・クインランの治療中断を求めた両親の主張が認められた裁判から生まれた語」と説明しており、かなり踏み込んだ表現です。私は、日本の国語辞典にカレンの名前が出ていることに驚きました。私は1987年にカナダの大学で研究生活を送っていましたので、その1年前に死亡したカレンのことは知っていました。しかし、まさか日本の国語辞典に載るとは思ってもいませんでした。

カレンの事例を少し説明します。1975年、21歳のカレンは友人の誕生パーティーで酒を飲んで気分が悪くなり、自宅に送られて帰りました。その数時間後、様子を見に来た友人が昏睡状態のカレンを発見しました。救急病院に搬送されましたが、自発呼吸も弱くなったので人工呼吸器が付けられました。彼女は精神安定剤を常用していました。昏睡の原因は急性アルコール中毒で脳幹部に障害が生じたのか嘔吐物が喉に詰まり窒息したのかはわかりません。

人工呼吸器が付いたまま、痩せて身体が硬くなっていく娘を見て、カレンの両親はこのような状態で娘が生かされるのは彼女の尊厳を傷付けるものだとして、病院に人工呼吸器の取り外しを要請しました。しかし、病院は両親の要求を拒否したため両親は地方裁判所に訴えました。地方裁判所はその訴えを却下しましたが、その理由はアメリカ合衆国憲法に「死ぬ権利」は存在しない、という根拠によるものであったそうです。カレンの両親は最高裁判所に上告しました。そして、最高裁判所は両親の訴えを認め、人工呼吸器の取り外しをカレンの主治医に命じるとともに、人工呼吸器のスイッチを切った医師の責任を問うことはしないと告げたのです。最高裁判所も判決理由に合衆国憲法を持ち出しました。プライバシーの尊重は憲法上保障されていること、そして、助からない命をそのままにして死ぬにまかせることもプライバシーに含まれると解釈したのです。

人工呼吸器から解放されたカレンはどうなったでしょう。驚いたことにカレンは自分で呼吸を始めましたが、意識は戻らないまま9年後に肺炎で死亡しました。

ところで、カレンの両親が、娘の尊厳を傷付けると言ったときの、その尊厳とは何だったのでしょう。両親は裁判所にこう訴えたのです。「娘は自立心の強い、活発な子でした。元気なときに自分の生き方をよく私たちに話してくれました。そして、自分が恐ろしい病気になったあと、機械につながれて植物のように生き続けるのはいやだと2回も言ったのです。そのような状態になったら積極的な治療をしないでほしいと言っていたのです」

さて、尊厳を私なりに定義すると「その人の生き方をそのまま認め、こちらの考えを無理強いしないこと」となります。これだとわかりやすいでしょう。この「その人」には当然高齢者も含まれるのです。悲しいことに、高齢者には生理的な衰えがあるため、どうしても前に述べたような、若者が享受する特権を実現するには時間がかかります。つまり、若いときにはなかったもろもろの身体と精神の変化が目立つようになります。

仙厓和尚の老人六歌仙

日本にはこんな歌があります。

一　皺《しわ》がよる、黒子《ほくろ》ができる、腰曲がる、頭は禿げる、ひげ白くなる
二　手は振るう、足はよろつく、歯は抜ける、耳は聞こえず、目は疎《うと》くなる
三　身に添うは、頭巾《ずきん》、襟巻、杖、眼鏡、湯たんぽ、温石、尿瓶《しびん》、孫の手
四　聞きたがる、死にともながる、淋しがる、心は曲がる、欲深くなる
五　くどくなる、気短くなる、愚痴になる、出しゃばりたがる、世話焼きたがる
六　またしても、同じ話に、子を褒める、達者自慢に、人は嫌がる

これは江戸時代の仙厓和尚《せんがいおしょう》の「老人六歌仙《ろっかせん》」です。現代人にはわかりにくい言葉ですが、高齢者の身体の変化と精神の変化を見事に表現していますね。まず高齢者の身体の変化。顔はシワだらけであちこちにシミができます。このシミは黒い色素が皮膚の下に貯まるのですが、顔だけでなく背中やお腹にも出てきます（ところで、

皮膚から盛り上がった黒い不規則なかたまりは皮膚ガンの可能性がありますから、皮膚科で診てもらった方が良いでしょう）。背骨も磨り減って薄くなるので腰が海老のように曲がってしまいます。

中高年に多い病気

中年から高齢者に多い神経疾患にパーキンソン病がありますが、この病気の最初の症状は手の震えです。さらに身体の動きをぎこちなくさせますから、前かがみでよちよち歩きになります。パーキンソン病でなくても年を取るとバランスが悪くなりますから、酔っ払いのような歩き方になります。感覚器も衰えます。聞こえにくくなりますから、ついテレビの音量を上げたり、大声で話すようになります。

昔は視力低下が高齢者の行動を制限しました。その多くは白内障《はくないしょう》（昔は「そこひ」と言いました）によるものです。現在白内障は人工の眼内レンズの入れ替えという簡単な手術が開発されましたから、この手術を受け「世界が明るくなった」と以前のように読書を楽しむようになったり積極的に外出する高齢者が増えてきました。その一方で、深刻な副作用も報告されるようになりました。明るくなりすぎたり、物がゆがんで見えたり、細かい物が眼の中に飛び交う飛蚊症《ひぶんしょう》などの不快な症状が出るのです。その多くは手術後3か月以内に消えていくことが多いのですが、なかには何年経っても消えないので、「手術をしなければ良かった」と嘆く人もいます。このような副作用も含めて医師は十分な説明をする義務がありますし、治療を受ける本人も医師の説明をしっかりと聞き、納得した上で手術を受けるという基本的手続きをおろそかにしてはならないのです。

では高齢者の精神的変化はどうでしょう。仙厓和尚によれば、年を取ると人のうわさ話が楽しみになるようです。話すのも聞くのも大好き人間になるのです。その上、もういい年になったのに死にたくないと叫ぶ人もいます。むやみに淋しがり、心はゆがんできます。欲が深くなった上、「あんた私の物を盗ったでしょう」などと言いがかりを付けるようになります。さっき言ったばかりなのに何度も同じことを話す人もいます。まるで「壊れたレコードみたいだ」とアルツハイマー病になったおばあちゃんのことを孫が表現した小説がありましたが、同じ歌詞を何回も繰り返して歌う壊れたレコードに似ていると思ったのでしょう。もっとも今の若い人たちはレコード・プレーヤーで音楽を楽しむ文化とは無縁になっているでしょうね。

高齢者に特有の病気

これだけ見事に高齢者の身体的変化と精神的変化を並べ立てられると、それだけで高齢者特有の病気がいくつか挙げられます。先ほど挙げたパーキンソン病をはじめ、変形性腰椎症、椎間板ヘルニア、脊柱管狭窄症《せきちゅうかんきょうさくしょう》、白内障、緑内障、老人性難聴、最後にアルツハイマー病でしょうか。

島崎藤村の詩と比べてください。思わず手で顔を覆いたくなりますね。片や、「やさしく白き手をのべて」と詠っているのに、こちらは足はよろつき手は震えているのですから。しかしこれが人間なのです。細い白魚のような手をした少女の数十年後が、シワのよった震えた手の老婆なのです。仙厓和尚のおもしろいところは、六歌仙の中間に高齢者好みの品々を列挙している点です。毛が薄くなったので夜風が染みます。そこで頭巾と襟巻きは欠かせません。よろよろ歩く足には杖が頼りです。湯たんぽや手ぬぐいに包んだ温めた石（現代の使い捨てカイロでしょうか）は寒い夜の睡眠薬に匹敵します。冬のさなか、夜中にトイレに起きて長い廊下を歩いているうちに寒さで血圧が上がり、脳卒中に見舞われる人がいます。そこでベッドサイドの尿瓶はまさに老人の友といったところでしょうか。

仙厓和尚は博多の臨済宗妙心寺派聖福寺住職をしていました。禅宗ですから、布教には禅画をよく用いました。特にこの和尚は軽妙な禅画を描くので有名でしたが、それだけでなく人情の機微に触れる詩もたくさん書きました。「老人六歌仙」もそのひとつです。

高齢者に尊厳はあるのか

高齢者は身体的にも精神的にも若い人とは違うことは仙厓和尚が述べた通りですが、それでも高齢者には「尊厳」があるのです。順番だからそろそろお年寄りには退場してもらおうなどと考えたり、実際にそのような発言をする人もいます。若い人の発言かと思っていると、年を取っている人の中からも、「自分はもう十分年を取った、そろそろお迎えに来てもらおう」などと言う人もいます。

しかし人の寿命を人為的に操作しても良いものでしょうか。そんなことが許されているのでしょうか。尊厳はその人が努力によって獲得したものではなく、与えられたものだからなのです。誰が与えたのでしょう。キリスト教では神が人に与えたとされています。神が与えた尊厳を誰が奪うことができるのでしょう。カトリック倫理は、安楽死を含め尊厳死を患者に施行することは生命《いのち》の与え主である神の支配権を不当に侵す行為であると批判しています。

では佛教はどうでしょうか。手もとにある何冊かの佛教関係の本をひも解くと、おもしろい箇所にぶつかります。法然上人や親鸞聖人は自らを「愚痴《ぐち》の法然房」とか「愚禿《ぐとく》の親鸞」と名乗っています。佛の教えに従えば自分などは愚か者にすぎないと思っているのです。健康だから良いと喜び、病気だからダメだなどと悲しんでいる自分に気付いたからでしょう。健康も病気も自然の流れの中にあるのであって、どこかでプツンと切れたり境目があるものではないのです。健康な人がある日病気になることもあるし、さらにはそれが悪化して死ぬこともあります。健康も病気もすべて自分の中で完結していくことと釈迦は教えているのです。

健康なときの自分に尊厳が具《そな》わっていて、病気になったとたんに尊厳が消えてしまうなんていうことがあるのでしょうか。そんなことはありません。自分はどんなときでも自分です。認知症の人はどうでしょうか。長年連れ添ってきた妻が誰であるかもわからなくなるほど認知症が進行した夫も、結婚当初と同じく夫であり人間なのです。夫と妻が逆であっても同じです。人として生まれたときから具わった尊厳は、最後までその人に所属するのです。

命は誰のもの

そもそも命は誰のものなのでしょう。命を宿している本人のものなのでしょうか。仮に本人のものだとすれば、それを本人が自由にして良いのでしょうか。

ある人が自動車を買いました。新しい自動車は故障もせずよく走りました。しかし、十万キロも走っているうちに故障が目立つようになりました。走っている時間より修理工場にいる時間の方が長くなりました。修理代がばかにならないので、廃車にすることにしました。この自動車は本人の所有物ですから本人が自由に処分することができます。それでは命は本人の所有物なのでしょうか。

キリスト教では、命はそれを宿している人の所有物であることを明確に否定しています。〝命は神の創造による〟と聖書は教えるのです。その点では命も尊厳も一緒です。命は神が創造し人に与えた善なるものなのです。神がその者に与えた命、つまり神からの預かり物ですからそれを粗末にすることは許されません。クリスチャンも含め一般の人もよく「不死の命」「永遠の命」などと口にしますが、人間に「不死の命」や「永遠の命」があるわけはありません。人は死すべき運命を担ってこの世に生まれてきたのです。

現実のこの世界では必ず死があります。人は生まれそして死ぬ。人の一生を一本の道にたとえるなら、その一本の道のスタート地点が誕生、つまり生であり、ゴール地点に死があることになります。長い、短いは別にしてその道の上を人は歩きます。歩いている人は神が創った者です。一人ひとり、別々に神に祝福されて命を与えられ、別々の人格を与えられた人です。この一人ひとりに与えられた人格は永遠にその人だけのものです。もし「永遠の命」と言うならば、それは人格が永遠に続くということで、人の命が永遠に延びるということではありません。

このことでもおわかりのように、一人ひとりに与えられた人格を破壊したり、消し去ることは誰にもできません。たとえ、意識が薄れて受け答えが鈍くなっても、高齢のため社会的には働くことができなくなろうとも、認知症が進んで記憶が飛んでしまっていても、その人の人格は他の人の人格と同様に貴重なものなのです。

ある土曜日の午後、NHKテレビの「こころの時間」で、沖縄の平良《たいら》修《おさむ》牧師が次のように述べていたのが印象に残りました。「尊厳は神がすべての人に与えたのです。年齢も、皮膚の色も、性別も関係なくすべての人に神が与えたのです。もちろん病気であろうとなかろうと、能力があろうとなかろうと、そんなことに関係なくすべての人に与えたのです。ですから神に与えられた尊厳を人が自分勝手に損なうことは許されません。自分の尊厳であれ、他人の尊厳であれ、同じく粗末にしてはいけないのです」。平良牧師はこのように述べましたが、尊厳は命と同じく人が左右することはできない、その人に基本的に具わった絶対的な存在なのだと言いたかったのでしょう。

人権と尊厳についてカント先生に聞こう

日本人なら誰でもカント先生をご存知ですね。この人は18世紀後半に活躍したドイツの哲学者です。彼がどんな思想を述べたかはわからなくても、名前だけは知られている不思議な人です。

私も若いころ、背伸びしてカントの『純粋理性批判』を書店で求めました。岩波文庫の上中下三巻のこの訳本はむずかしすぎて、私の理解の範囲を超えていました。しかし他の著作（たとえば『徳論の形而上学的基礎』１７９３年）でカントは人権や人の尊厳についてすばらしい考えを述べています。「人は生まれながらにして持っている権利がある」と言うのです。この権利とは自由と平等の権利で、人が生まれた状態、つまり自然の状態のときにすでにその人のうちに存在していたもので人権と呼びます。人権は法律や社会制度によって与えられるのではないことから自然権と言いますが、この自然権はもちろん他人に与えることもできず、他人から奪われることもない固有の権利なのです。

前述の平良牧師が「尊厳は神がすべての人に与えたのです。年齢も、皮膚の色も、性別も関係なく」と言っているキリスト教の神は、カントの「生まれながら」と同じ意味なのでしょう。人間の尊厳とは「人を尊重すること」と同じ意味です。すべての個人は生まれながらにして持っている自分の人権を大切にし、同時に他の人の人権をも尊重することなのです。

第二次世界大戦のあと、国際連合（国連）が結成されました。この戦争で軍人、民間人を合わせると世界中で5千万人から8千万人が死亡したと言われています。国民が殺し合う悲惨な戦いはもうやめよう、各国は友好関係を結び平和な世界を目指そうとして国連が作られたのです。国連は１９４８年12月10日に世界人権宣言を発表しましたが、第一条には次のように書いてあります。「すべての人間は、生まれながらにして自由で、しかも、尊厳と権利については平等です。人間には理性と良心が授けられていますから、お互いに兄弟姉妹の精神で行動しようではありませんか」。人権宣言とは、人間らしい生活を送ることを保障するものです。少しかたい表現をすれば、われわれの生存権保障を高らかに要求することです。そのためには身体と精神の自由と平等が保障されなければなりません。

哲学者カントの精神は１５０年後に花開いたことになりますね。

死者のいない家はない

では佛教では死をどう捉えているのでしょうか。こんな話があります。インドで裕福な家に生まれた子どもが重い病気にかかりました。まだ若い母親はびっくりしてその子を抱きかかえ外に飛び出し、会う人ごとに何とか助けてほしいと懇願しました。しかし誰も助けることはできませんでした。そこで母親はわが子を抱いて、ちょうど修行中のお釈迦さんのもとに走ったのです。そしてこう言いました。「私の大切なひとり息子が急に動かなくなりました。誰に助けを求めても無駄でした。

そのうちのひとりがこう言ったのです。『祇園精舎というところにお釈迦様がいらっしゃる、あのお方ならきっと助けてくれるでしょう。そのお方に頼みなさい』。それでこうして急いでやって来たのです。どうぞこの子を生き返らせてください」

お釈迦さんは、懇願する母親とその腕に抱かれてすでに死体と化している子どもを交互に見ました。母親を不憫《ふびん》に思ったお釈迦さんは静かに語りかけました。「よろしい。何とかして差し上げましょう。まず近くの町に行き何軒かの家を訪ねなさい。そして芥子《けし》粒を数個ずつもらっておいでなさい」。それを聞いた母親は駆け出そうとしました。「しかし」とお釈迦さんは言いました。「芥子粒をもらう家は、その家から死者がひとりも出ていない家でなければいけませんよ」。母親は町に入ると最初の家の前に立ちました。その家は芥子粒数個などお安い御用と、奥から持ってきました。しかし死者が出ていない家という条件を聞くと、差し出した手を引っ込めたのです。つい最近も弔いを出したばかりでした。次の家も同じで、芥子粒をつまんだ手を引っ込めてしまいました。

どの家も皆その屋敷から死者が出ていたのです。死んだわが子を抱きながら一日中歩き回った末、若い母親は気付きました。この世で生を受けた者は、若かろうが年を取ろうが必ず死ぬ運命にあるのだと。

生老病死

ときどき、「わしは不死身だ」と70歳を過ぎてもボディビルディングに励む筋骨隆々の人がいますが、そのような人でも、心筋梗塞であっという間に死んでしまうことがあります。そうかと思えば、「生まれたときから病気ばかりしていて、医者から3歳までもたないと言われたと親から聞かされていたのに、こんなに長生きさせていただいて」と話す98歳の人もいます。

お釈迦さんの教えに「生老病死」という考えがあります。人は生まれ、年を取り、その過程で病気にもなり、そして死んでいくのだという教えです。その逆は決してありません。生まれた者は必ず死ぬという考えは、幼児までの子どもには理解できないでしょうが、それ以上の年齢になれば周辺の状況から納得するようになります。このように説いたお釈迦さんですが、死そのものを彼はきわめて冷静に捉えているようです。彼は人の身体は土、水、火、風からできていると言いました。そのようなものからできたにすぎない人の身体は、やがて消え去る運命にあるのだと説いたのです。私はこの言葉を次のように解釈します。土と水、これは正に地球の基本的要素ではありませんか。それに火と風が加わります。土を水で練って人の形を作ります。それを火で焼いて固めます。しかし時間が経つにつれそれは崩れ風に吹き散らされて消えていきます。人に限らず生あるものはこのように消えていくのです。このことを彼は死と捉えたのでしょうか。いいえ、お釈迦さんは人の死をもってその人間の終わりであると考えていなかったのです。

死は中継点か

お釈迦さんは、死は終点ではなく中継点であると思っていました。終点はどこか、骨なのです。それどころか母親のお腹から出てきた、つまり出産をもってその人の始まりとも彼は考えていません。つまり男女の結合によって受精が完成し、女性の胎内に人の命が芽生えたときをもって人の始まりとしたのです。

ところで、人の終わりイコール骨とはどういうことでしょう。人の一生は受精で始まり出産によってこの世に現われます。赤ん坊のときはミルクを与えられ、おしめを替えてもらい、安全な場所に置いてもらい、１００％他人の世話で成長します。手足を使って這うようになります。4本足歩行です。生まれて2年ほど経つと2本足歩行になります。たくましく成長します。やがて老いがきて、杖が必要になります。3本足歩行です。さらに老いると立って歩くことができなくなり、昔に戻り這って移動するようになるのです。やがて地上での命が終わります。

息を引き取った人はもちろん死体と呼ばれるのですが、佛教ではこの死体が変化していくさまにも意味を持たせています。お釈迦さんは弟子たちに死体の変化を最後まで詳しく観察するように命じたのです。

死の実態を観察する

死んだ人の中には、まだうら若い女性もいました。初めは色白のほっそりした女性が静かに眠っているような感じでしたが、翌日には顔や手足が青ずんでくるのに弟子たちは気付きました。さらに2、3日すると腹が膨らみ始めます。風船のように膨らんだ腹はやがてはじけ、腐って半ば液体のように溶けた内臓が流れ出してきました。あのうっとりするような美女の恐ろしい変化でした。そして無数のウジがその身体に取り付き、皮膚も筋肉も食い尽くしてしまったのです。残ったのは頭から足の先までの骸骨でした。まだ骨にはいくらかの筋肉が付着していましたが、1年経つと真珠色の白骨になったのです。お釈迦さんは弟子たちに人の一生は誕生から死までを指すのではなく、受精から誕生、死そして死体が変容していった最後の姿である白骨までを指すのだと説きました。人の終わりイコール骨とはこのことです。

現代ではほとんどの国で、死体がゆっくりと変化していく様子を見ることはできません。インドでは人が死ぬと遺体を白い布で包んで家族や友人がそれを担いで河原に運びます。それを、積み上げた薪の上に安置して薪に火を付けます。強い火は肉体を焼きさらに骨を灰にしてしまいます。ガンジス川のほとりで遺族が川に流しているのは遺体を焼いた灰なのです。これはインドの宗教であるヒンズー教にのっとったものですが、おもしろいことに多神教であるヒンズー教は釈迦も神のひとりに加えているのです。ヒンズー教が釈迦の教えを取り込んだのか、釈迦がヒンズー教の教義を学んだのかはわかりませんが、人の死を単に呼吸が止まり、心臓が動かなくなったことで決めてしまうのではなく、肉体が腐り骨と化しさらにはそれを焼いて灰にするまでを指すというのは、すさまじい考え方だとは思いませんか。

お釈迦さんはこの世を汚辱に満ちたものだと考えました。そのような世の中であってもそこで生きていかなければならないわれわれに、生きる希望を与えたのがお釈迦さんだと知れば、おのずから彼に感謝しようという気持ちが湧いてきます。

法然上人の教え

釈迦の教えについて深く学び、日本の佛教普及の大貢献者である法然上人（浄土宗宗祖、12世紀から13世紀前半に活躍）は、年を取ることについて次のように述べています（藤本浄彦『法然』創元社、２０１０年）。

一　人は年を取るともっと長生きしたいと希望します。しかしそれは、夢や幻であって現実には叶わないことなのです。

二　生まれることも死ぬことも、本来、人が操作できないものなのです。命も授かりものであり、死もまた与えられるものなのです。

だからこそ、人は生かされている間、自分の命を大切にし、他人の命をも大切にしなければならないのです。輪廻の思想が示すように、私たちは次の世にどのような動物で生まれてくるかわかりません。馬や鹿かも知れません。もし再び人間として生まれてくるのなら、スタイルの良い美男美女として生まれたいと思うでしょう。しかし、身体に障がいを持って生まれてくるかもしれませんし、他の国の人として生まれるかもしれません。他人の命を大切にすることは、来世で自分自身がその他人として生まれてくるかもしれない、その人の命を大切にすることでもあります。同じように今ここにいる私の命の尊厳を守るということは、来世の自分の命の尊厳を守ることでもあるのです。たとえ来世の私が重度の障がいを持って生まれてくることがあっても、あるいは生まれながらにして知能の発達に問題があるにしても、です。

人の始まりは土？

繰り返しますが、人の尊厳は若かろうが、老いていようが、賢かろうが、賢くなかろうが、女であろうが、男であろうが、どの国の人であろうが、裕福であろうが、貧しかろうが、すべての人に等しく与えられているものです。尊厳の普遍性とはそういうことを言うのでしょう。釈迦が大切にしたのは平等と慈悲の心です。常に弟子たちに平等と慈悲の心を持ちなさいと説いたのです。現在ここに生きている者に平等と慈悲の心で接するだけではなく、これから生まれてくる者にも慈悲の目を向けなさいと釈迦は弟子に諭しています。釈迦の言う土と水と聞いて、ひょっとしたら「ん？」と思う方もおられるのではないでしょうか。そうです、イエス・キリストと同年代のパウロです。中東パレスチナの一地方宗教であったキリスト教を世界宗教にまで広めた人です。パウロは、神が土の塵《ちり》で人の形を作りそこに命の息を吹き込んで最初の人アダムを創り上げたと述べています。佛教もキリスト教も人の始まりはどうも土であったようです。

福祉施設で起きた悲しいできごと

10年ほど前の冬に、ある小都市の福祉施設で悲劇が起りました。就職してまもない介護士が、入所していた高齢者の中村さんを死に至らしめたとして逮捕された事件です。この若い介護士は高齢者棟の夜間勤務をひとりで受け持っていました。高齢者の多くは認知症でした。

「おしっこしたい。トイレに連れていって」とひとりが言いました。その人を車椅子でトイレに連れて行き、用を済ませて部屋に戻すと、別の人が「お腹が空いた。朝から何にも食べてない」と叫びました。介護士はビスケットとお茶を持っていきました。むせないように見守ってやっと食べさせたとき、今度はいちばん離れた部屋の中村さんが「寒い、寒い、何とかしろ」と叫びました。エアコンは正常に作動しており、室温は24℃に保たれていました。それでも寒いと言うので、彼は毛布を持って行き中村さんの肩に掛けてあげました。しかし「寒い、寒い」の声は大きくなるばかりです。そして毛布を肩から外し、床に投げ付けました。

勤務室のコールブザーが鳴りました。「兄ちゃんおしっこ」。介護士は急いで部屋に行き男性の手を引いてトイレに連れて行きました。一方、中村さんの「寒い、寒い、寒いよー」の声は大きくなるばかりです。仕方がないので、介護士は中村さんをベッドから降ろして車椅子に乗せ、椅子から転落しないように腰を帯で椅子に固定し、勤務室から持ってきた電気ストーブのスイッチを入れ車椅子の前に置きました。他の利用者の「腹が減った」「トイレ」で介護士は休む暇がありません。

やっと一息ついたところでまた中村さんの「寒い、寒い」と呼ぶ声が聞こえました。ストーブで暖かくなったはずです。行ってみると「全然暖かくならん。何とかしろ」と怒鳴られました。言い争っても仕方ありません。電気ストーブの温度を弱から中に上げました。しばらくするとバタンという音がしました。振り向くと電気ストーブが倒れていました。介護士は急いで走り寄り、ストーブを起こして謝りました。「すみません、中村さん、驚かせて。今度は倒れないように注意します」。しかし介護士が他の入所者の世話に追われている間にまたストーブが倒れました。再びストーブを立てて中村さんの前に置き、勤務室に戻りそこから観察しました。ほどなく車椅子に座ったままの中村さんは背中をのけ反らすようにして右足を伸ばし、ストーブを蹴っていたのです。介護士は駆け寄り、倒れたストーブを引き起こし、幅広の包帯で利用者の両足首を車椅子の足置きに固定しました。ストーブを蹴られないようにするための窮余の一策です。そしてストーブの温度を強に上げて勤務室に戻ったのです。

介護士はそのあとも、他の利用者の「トイレ」「おしっこ」「お腹が空いた」の要求に応えるために走り回っていました。中村さんの「寒い、寒い」の声はだんだん小さくなり、やがて何も言わなくなりました。1時間後の巡回で介護士は、中村さんが車椅子に座ったまま前かがみにくずれるような格好で意識を失っているのに気付きました。ただちに上の階の責任者である当直看護師を呼び、救急車で病院に運びました。長時間高温にさらされたためパジャマが熱せられ、下半身に水泡ができるくらいの大きなやけど（熱傷）を負っていました。高齢であったこの利用者は2週間後に亡くなりました。

警察での取り調べで、この若い介護士は十分なトレーニングを受けることなく苛酷な仕事に従事させられていたことが明らかになりました。しかも深夜ひとりで多くの業務をこなさなければならず、心身ともに擦り減っていたのです。ついに理性の糸が切れてしまいあのような行為に及んだのです。それは決して許されることではありません。しかし高齢者の世話に情熱を持ち、介護の仕事をずっと続けたいとの希望を採用時に述べていた若者です。彼が勤めた施設は新人教育のプログラムが不十分でした。人権と人間の尊厳に関する教育をきっちりと教え、それと並行して高齢者の身体的、精神的症状について教え、ベテラン介護士とペアを組んでの勤務を行い、仕事にある程度自信がついた時点で独り立ちさせるべきだったのです。

この事件は尊い2人を奪いました。ひとりは言うまでもなく、やけどで亡くなった認知症の高齢者で、もうひとりは介護士であった若者です。この介護士は、学校を卒業後、いくつかの仕事に就いたあと、初めて介護施設で働くことになりました。たいへんな仕事である反面、退所していくお年寄りから感謝されることでやりがいを感じ始めていたときでした。しかし、勤めてまだ3か月の彼には夜間のひとり勤務はあまりにも過酷でした。ですからこの事件の直接の責任はもちろん認知症の高齢者にやけどを負わせた当事者の若者ですが、間接責任はそのような勤務に就かせた施設側にあることは明らかでしょう。

第3章　認知症総論

1　脳のどこに故障があるとこんな症状が出るのか

これまで認知症の文学作品と人の尊厳や人権についてお話ししてきました。しかし塾生の中からこんなささやきが聞こえてきました。

「認知症を扱った小説は興味深かったたし、認知症の人の人権を守ることの大切さはよくわかったけれど、毎日働いていると、奇妙な症状を示す人や突飛な行動をする人がいて戸惑うことがよくあります。この人の病気はいったい何だろう、どうしてこんなたいへんな症状を出すのだろうと仲間うちで話すのです。施設の先生に教えてもらいたいと思っているのですが、先生はめったに来てくださらないし、看護師さんは自分の仕事が手一杯で忙しく走り回っているし……。病気のことも少しお話ししてください……」

遠慮がちにこう切り出したのは介護士さんでした。それはそうだと気付き、今回は皆がいちばん知りたいと思っている認知症の解説をすることにしました。「皆さんは認知症のどんなことを聞きたいのですか」と私が尋ねたのに対し、返事は「脳のどこに故障があるとあんな症状が出るのでしょう」というものでした。そこで、この章ではまずこのことについて説明しようと思います。

何しろ硬い骨の中のことでございますので

皆さんはＣＴ（シー・ティー）という言葉をご存知でしょう。病院にある検査機械です。むずかしい原理などはわからなくても、おそらく多くの人は聞いたことがあると思います。聞いたどころか、この機械で一度は検査を受けたことがあると思います。何しろ世界でいちばんＣＴを保有しているのは日本なのですから。ＯＥＣＤ（経済協力開発機構）は２０１１年時点でのＣＴ保有数を、日本が１万２９４３台、アメリカ合衆国が１万２７４０台と報告しています。人口１００万人あたりでは日本が１０１台、アメリカ合衆国が41台です。脳、肺、心臓、内臓、骨、筋肉など身体じゅうどこでもこのＣＴで調べることができます。

おもしろいエピソードをお話ししましょう。イギリスで開発されたＣＴが日本に輸入されたのは１９７５年のことですが、その10年ほど前のある大学の精神科の話です。厳しい指導で畏れられていた教授が病棟での回診中に、教室員に運動神経線維が脳内にどのように分布しているかと質問しました。指名された若い教室員は前もって勉強してこなかったので、答えることができませんでした。教授は「君はこんな簡単なことも答えられないのか」と叱りました。しかし、当の教室員は平然とこう言ったそうです。「はい、何しろ硬い頭蓋骨の内側のことでございますから」。それを聞いて教授が思わず後ずさりしたとのことです。

私は1976年に日本で2番目にCTを導入した病院で働いていましたが、CT画面に脳出血がはっきりと映し出されるのを驚嘆の念で見つめたことを思い出します。そして、「硬い頭蓋骨の内側のことでございますからわかりません」と逃げることができない時代になったとつくづく思ったのです。

1990年代は脳の時代（ここは読み飛ばしてもかまいません）

アメリカ合衆国議会は1990年代を脳の時代だと宣言しました。その年代の医学の発展は目覚しく、特に画像検査の機器が革命的進歩を遂げました。CT、MRI（エム・アール・アイ）、SPECT（スペクト）、PET（ペット）などです。これらの機器は年々進化し今では脳の形だけでなくその働きもかなりわかるようになりました。生きたままでその人の脳の中まではっきり見えるようになったのです。特にＣＴやＭＲＩによって写し出される脳の断面図は「生きた脳の解剖図」などと呼ばれることがあるのです。

今挙げたＣＴ、ＭＲＩ、ＳＰＥＣＴ、ＰＥＴはどのようなものでどんな違いがあるのでしょう。一般的にはＣＴやＭＲＩは脳の形を示してくれます（一般的にと言ったのは、それらの機械がさらに進化し、脳の働きをも示す製品が作られるようになったからです）。脳内に腫瘍や出血が生じれば脳がゆがんだり空洞になったりします。つまりＣＴやＭＲＩはそのゆがんだ脳や空洞を映し出します。それでは脳の形にははっきりとした異常がないのに、話し方がおかしくなったり異常な行動を取ったりするような人はどうなのでしょうか。

ＳＰＥＣＴで調べると正常だと思われた脳のある部分に血液が供給されていないことがわかりました。脳の神経細胞はブドウ糖と酸素を栄養源として活動しているのですが、ある認知症の人をＰＥＴで調べるとブドウ糖が行き渡っていない脳の部分が存在することが判明しました。それでＣＴやＭＲＩを脳の形態を調べる機械、ＳＰＥＣＴとＰＥＴを脳の機能を調べる機械と呼ぶこともあります。ここではＣＴ

とＭＲＩによる脳画像を示します。

脳研究の始まりはタン君から

認知症患者の症状と脳の変化との関連も最新の脳の画像でかなりはっきりします。しかしすべてがわかるわけではありません。例外もあり得ることを、常に考え

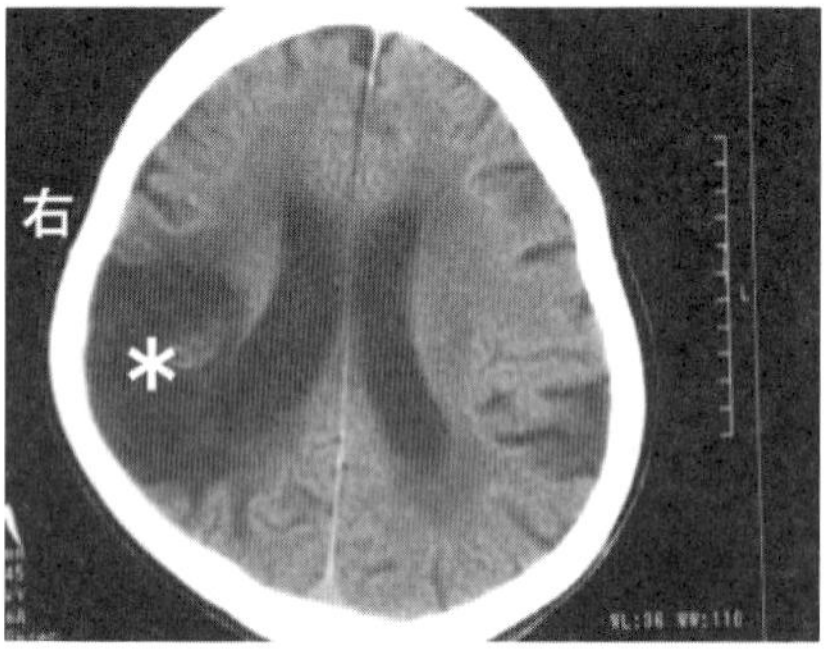

血管性認知症（68 歳女性）の CT 水平断面像。右大脳（＊箇所）に巨大な脳梗塞がある

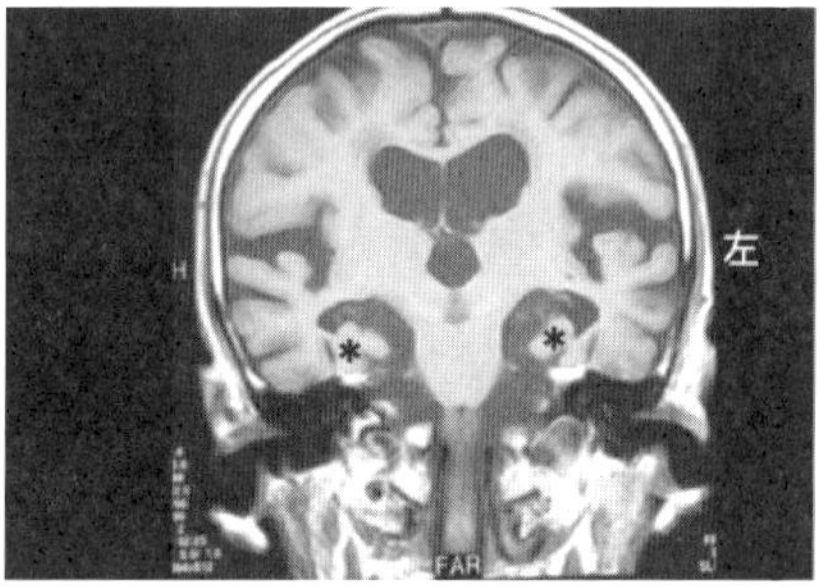

アルツハイマー病（92 歳女性）の MRI 画像。前頭断面図。左右とも海馬（＊箇所）の萎縮が強い

ておかなければなりません。脳に大きな変化が見られると通常はその変化のある場所に見合った症状があるのですが、至って優秀な人もいますし、その逆もあるのです。

まず脳は大きく分けて左脳と右脳があります。脳を球形にたとえて左大脳半球、右大脳半球とも言います。頭のてっぺんが分水嶺です。一般的には左脳は言葉と関連があります。左脳の前側が言葉を話すときに活躍します。今から150年も前にフランスのブローカという神経内科医がそのことを発見しました。ブローカが受け持った51歳の患者は31歳のときに話ができなくなり、最後は何を質問しても口から出てくる言葉は「タンタンタン」だったので、ついに皆からタン君と呼ばれるようになりました。

タン君は自分からは話すことができませんでしたが、他人が話す言葉はすべて理解できました。そのタン君が亡くなったので、ブローカは家族の承諾を得て脳を調べたところ、左側の脳（左大脳半球）の前の部分（前頭葉と言います）でこめかみに近いところがひどく破壊されているのがわかりました。おそらく、30歳ごろにその部分に原因不明の小さな炎症が生じ、20年もかけて腐った卵のようになり大きくなっていたのです。タン君は最後には言葉が話せないだけでなく、右の手足も動かなくなり、さらに認知症になっていました。解剖でわかったのは左大脳半球が右に比べ著しく小さいことでした。きっと右の手足を動かす神経と記憶にかかわる脳も侵されたのでしょう。

さて、「タンタンタン」としか話すことができなかったタン君の脳を観察したブローカは腐った卵のような場所を「言語野」と名付けました。言葉に関係する場所という意味です。この発見は当時の医学会に大きな波紋を引き起こしました。なぜなら、当時は脳の働きというものは脳全体でなされていると多くの学者は信じていたからです。ブローカの発表後、話すことに障害は何もないのに他人の話が理解できない人がいるとの報告がドイツから出されました。タン君とちょうど逆の症状です。この人が亡くなったのち、主治医のウェルニッケが脳を調べたところ、ブローカの言語野から後方に10㎝ほど離れた場所に異常があることが判明しました。共通点は共に左の脳であったことです。ブローカとウェルニッケの症状は、今では失語症と呼ばれていますが、ブローカ失語は運動性失語、ウェルニッケ失語は感覚性失語とも言います。この2人の発表に刺激されて、多くの研究者が次々と症例を発表するようになり、脳の特定の場所と身体運動や神経心理症状との関係がわかるようになってきました。

この服、どう着たら良い？　誰か教えて！

たとえば、風呂からあがって着替えをするのに手間取っているのでおかしいと思ったら、パジャマの上に下着を着て、パンツは後ろ前に穿いて出てくる人もいます。保育園児がそのようなことをすれば、お母さんが「マサトシ、よくできたこと。もうお兄ちゃんになったからなのね」と褒めながら、ちゃんと直してあげるでしょう。しかしマサトシのおじいさんがこんなことをすれば大問題です。つまり、幼稚園時代に身に付けた行為（ここでは服を着るという行為）は死ぬまで保たれるのです。トイレに行き、用を足して水を流し、身支度をしてドアを開けて出てくるという行為も幼稚園時代、遅くとも小学校低学年でできるようになります。この行為ができなくなると下着を脱いだままトイレから出てきたり、便器の水も流さないままになったりします。

このように、ある年齢までにできるようになっていた行為ができなくなった状態を、失われてしまった行為、失行と言います。失行は主として頭のテッペンに近い脳（頭頂葉）に障害が生じたときに現われやすいようです。このほか、失認という症状もあります。たとえば目の前にあるものが見えているはずなのに（眼科で目には異常ありませんと言われている）、自分の左側にある物や人に注意を払わないで歩くので、電柱や通行人にぶつかる人もいます。これは左半側失認と言うのですが脳の後ろの部分（後頭葉、この人の場合は右後頭葉）の損傷で生じます。右、左の区別ができなくなり、交差点で右に曲がるべきところを左に曲がって歩き続けて自宅に帰ることができなくなる人もいます。これを左右失認と言いますが、簡単に調べる方法として、「右の人指し指で左の耳を触ってください」と命じると、右の人指し指で右の目を触ったり鼻をつまんだりするので気付かれることがあります。失語症、失行症、失認症の症状は認知症が進行してくると見られるようになります。

もうひとつ大事な症状を忘れていました。運動と感覚です。私たちは手足、眼球、舌などを動かしながら生活しています。これらの運動を行うことができるのは、それを動かす筋肉の働きです。手や腕の筋肉、眼球の前後左右に付いた眼筋（眼球は眼球を入れている眼窩というソケットに納まっているので、眼筋を外から見ることができません)、舌の筋肉が伸びたり縮んだりするからです。ところで筋肉はそこに分布している神経の指示がなければ伸び縮みできません。その神経には脳すなわち中枢からの命令を伝える中枢神経からの指令が必要です。戦争時の命令系統のようですね。総司令部からの指示が大隊長を通じて、小隊長に伝えられます。小隊長は最前線の兵士に命令を発し、進んだり後退させるでしょう。この総司令部に相当するのが、大脳の運動野と呼ばれる前頭葉の最後部にあるのです。

脳卒中で運動野にある神経細胞(総司令部)やそこから出ている神経線維(大隊長)がやられると(爆撃に遭ったように)、反対側の手足が動かなくなるのは命令系統が破壊されて動きが取れなくなるからです。感覚は運動と逆の神経の辿り方をします。手足(だけでなく、腹や背中、顔面も)に加えられた刺激(痛み、熱い、冷たいなど)は小隊長を通じて大隊長、最終的に脳の総司令部である感覚野(運動野のすぐ後方にある)に伝えられます。

ドンにタタゴ、ポンよ

脳はこのような複雑な働きをしています。しかもそれらの行為や認識はお互いに連携していたり、強め合ったりと複雑な動きを取るのです。そうでなければ日常の生活に支障が出るでしょう。たとえば私たちは相手と電話で会話をしながらその内容をメモに取りますが、それは相手の話の内容が理解できるからです。うまく聞き取れないときは、もう一度言ってくださいとこちらから言葉をかけます。このような動作が成り立つ脳のしくみはどうなっているのでしょう。

電話の鳴る音が聞こえます。これは耳の鼓膜の内側にある小さな（綿棒の頭くらいの大きさ）巻貝のような器官が受けた音波が大脳の音を処理する場所に到達することでわかります。次いで受話器を取り会話が始まります。日本語を自由に話せる人を例に取りましょう。相手の会話内容が理解できるのは、相手が日本語を話し、こちらも日本語が理解できるからです。

日本語は生まれたときから話せたり理解できるのではありません。生後1年ぐらいからカタコトが話せ、簡単な会話が理解できるようになるのです。初めは1単語、次に2単語の文章、そして3単語から成る文章と言語の発達が見られるようになります。初めは「ママ」「パパ」から始まったわが子を見て喜んだ人も多いでしょう。私の息子が、「ドンにタタゴ、ポンよ」と3単語で文章（?）らしい言葉を発したのは2歳ごろでした。聞いている私たち両親は何のことかわかりませんでした。息子が身振り手振りで何度も同じことを言うので、妻がもしやと思い、うどんを茹でて卵をひとつポンと割って入れてあげました。息子は嬉しそうにそのうどんを食べました。「うどんに卵をポンと割って入れてほしい」の意味だったのです。

話を元に戻します。相手の言葉が理解できれば、その内容が正しいかこちらから言葉を発して確認をしながら、メモを取ります。こちらからの発語も大脳の発語部位の働きによります。メモを取るには学校教育で習った文字が正しく書けるように手が自由に動かなければなりません。しかもノートの白紙のどの部分から書き始め、どこまで書いたら次のページに移るかの配慮が必要になります。友人からかかってきた電話で旅行に誘われ、行き先と出発日、集合場所をメモするといった簡単な行為でも、それを間違いなく実行するために脳はめまぐるしく働いているのです。

記憶について

次に皆さんがもっとも知りたいと思っている記憶について話をしましょう。記憶とはものを覚えることですが、これには3つの作用があります。ひとつは聞いたこと、見たこと、読んだことなどを覚えておくことです。この覚えておくことを専門的には「記銘」と言います。ふたつ目は記銘した内容を保存しておくことです。これを文字通り「保存」と言います。3つ目は保存しておいた内容を必要に応じて取り出す、つまり思い出すというものです。この思い出すことを専門家は「想起」と言っています。

このように、専門家の表現は一般人にはわかりにくいことが多いですね。いわゆる業界用語が使われているからです。自分たちの間でしか通用しない言葉でもあります。裁判所などでも、判決文で「……と思います」と表現すれば良いのに、「……と思料《しりょう》する」などと書いて、われわれを驚かせますが、あれも業界用語です。医学を含め医療や看護の世界の業界用語も急に変わることはなさそうですから、しばらく我慢してください。本書ではできるだけそれらを使わないようにしますが。と言いながら早速お願いです。記憶とは「記銘」「保存」「想起」から成り立っていることをまず覚えておいてください。この三種の神器を覚えたあなたは記憶障害に関しては専門家に一歩近づいたことになります。

ものを覚えておくこと、もうひとつは覚えておいたことを必要に応じて取り出すこと、つまり思い出すことです。洋服ダンスの中に冬物、夏物の服を整理して入れておくのが「覚えておくこと」に相当し、季節に応じて冬服やオーバーコート、夏には薄いノースリーブのブラウス、葬儀には黒の服に白シャツと黒いネクタイを取り出すのが「必要に応じて取り出すこと」に相当すると考えて良いでしょう。この物覚えが悪くなるのと思い出すことが困難になるのが認知症の特徴です。

認知症の始まりは物忘れから

どうも認知症の患者さんを数多く診ていると、「物覚えが悪くなる」のが最初の症状であることに気付きます。この物忘れ症状から認知症が始まると言って良いでしょう。

これは、ある家庭の風景です。義母が朝起きてパジャマから服に着替え、食事をしています。「今日のお味噌汁は格別おいしいわね」「ええ、きのう主人が名古屋へ出張した帰りに買ってきてくださったの」「どうりで。いつもと色が違いますものね」などと和やかに皆で朝ごはんを楽しんだ義母が1時間もしないうちに、「良子さん、あの、朝ごはんはまだ?」などといって嫁を驚かせます。「お義母《かあ》さん、さっき召し上がりましたよ。今日のお味噌汁は名古屋のお味噌だと言いましたら、おいしいねとおっしゃって」と嫁が言うと、「名古屋なら赤味噌ですよ。まだいただいていませんね」。愛知の味噌は赤味噌だという知識は保たれているのですが、食べたという記憶が失われているのです。記憶がないので、思い出すことができないのは当然ですね。これが認知症の初期の症状です。まだ初期のうちでも本当の初期であれば覚える能力が完全に壊れていることはありませんから、適切なヒントを与えると思い出すことがあります。

こんなケースもあります。「うちの父はおかしいのですよ。今話してあげたことはすぐに忘れて『そんなこと聞いていない』などと怒るのに、古い、昔のことは知っているんです。私の息子――おじいちゃんの孫ですけど――に、こんなことを言っていました」と語るのは75歳の父を持つ主婦芳江さんでした。父と息子との会話は次のようなものでした。

「おじいちゃんはな、戦争が終わったころ、太郎と同じくらいの小学生だった。あのころは小学校ではなく国民学校と言っていたんだよ。今は食べ物が何でもあるけれど、あのころは食べるものがなくて皆ひもじい思いをしてたんだよ」「ひもじいって何？」「ひもじいはお腹が空いたという意味。ハンバーグやカレーライスなんか全然なかったんだ。だから大豆を搾ったあとの滓《かす》や、サツマイモの蔓を食べたこともあった」

孫が興味を示して尋ねます。「おじいちゃん、豆滓や芋の蔓じゃエネルギーにならないじゃない。それじゃサッカーや野球ができなかったでしょう」「そう、みんな腹を空かせていた。それでも友達はいっぱいいて、外でよく遊んだよ。今みたいに塾なんかなかったしな。野球をよくやったよ。グローブもミットも古いテントやカバンをつぶしてお父さんに作ってもらった。あのころは三角ベースと言ってな、ホームベースと一塁、三塁でできていて、二塁がなかった」「ふーん。おかしな野球だね。今は一塁、二塁、三塁、ホームで四角なのに」「そう。二塁がなかったから三角。だから三角ベースなんだよ」

そんな会話を聞いていて、芳江さんはインターネットなどで敗戦直後の子どもの遊びを調べてみました。物のない時代を反映していて、ベーゴマやメンコなど我慢と工夫の遊びが多いことに気付いたそうです。三角ベースボールもおじいさんの言う通り、当時の子どもが熱中したスポーツでした。あんなに昔のことをよく知っているのに、今のことは全然覚えられないのです。

「さっき、『お父さん、今日は月曜日なので生ゴミの回収日です。すみませんが、玄関にあるゴミ袋を大通りに出してくださいますか。朝ごはんの用意で手が離せないので』と私が頼みましたら、『おー、わかった。出しておく』と元気な返事だったので安心していたら、空振りでした。父は玄関から出て、そのまま庭に回って植木鉢に水をやって戻ってきたようです。『そんなことワシに言ったかな』ですって」

芳江さんによるとこの半年で父の症状は進んできたとのことでした。

ところで、「記銘」「保存」「想起」という現象は、脳のどこの働きなのでしょう。逆に言えば、脳のどの場所が壊れると「記銘」ができなくなったり、「保存」や「想起」ができなくなるのでしょう。まだ完全に解明されているわけではありませんが、「記銘」は大脳の側頭葉の内側にある海馬《かいば》という親指の先ほどの大きさの脳組織が関係しているようです。「保存」と「想起」は海馬と連絡がある大脳の表面にある連合野という場所が担当しているようです。

認知症の代表例であるアルツハイマー病の場合、最初にだめになる部位が海馬であるため記銘力がまず侵されるのです。しかし、大脳連合野はまだしっかりしているので、昔の出来事はちゃんと保存されており、さらにそれを思い出す（想起）こともできるのです。おじいちゃんはゴミ出しを頼まれたのにそれを覚えておくこと（記銘）ができませんでした。しかし、おじいちゃんと孫の太郎君との会話でもわかるように、60年前の草野球のことは鮮明に覚えていたのです。

手続き記憶と陳述《ちんじゅつ》記憶

実は、記憶には手続き記憶と話し言葉の記憶（陳述記憶とも言います）があります。手続き記憶とは、自転車に乗る、料理を作る、水泳をするなどの運動をともなう行動の手順を覚えていることです。

中学生のときに自転車通学をしていた人も多いと思います。「小学生になった孫に自転車をプレゼントしたのを機会に、自分も孫とサイクリングを試みました。40年ぶりに乗ってみましたが、孫より上手に乗ることができました」と語った友人がいました。そのような経験は皆さんもあるでしょう。水泳も同じです。若いころほどではありませんが、プールに入ってぶくぶくと沈むことはありません。自転車にしても水泳にしても勘どころや手順を覚えているからです。料理も同じです。このような記憶が手続き記憶なのです。手続き記憶を「身体で覚える記憶」と呼んでも良いでしょう。それに対して本を読んだり書いたりして覚えるのを「陳述記憶」と言います。漢字を覚えたり、計算をするのもこの陳述記憶に入ります。「頭で覚える記憶」と呼ぶこともできます。

ところで漢字はいったい何文字あるのでしょう。日本で75年かけて発刊された『大漢和辞典』（諸橋轍次《もろはしてつじ》博士が完成。全15巻、世界最大）には5万文字がありますが、そんなにたくさん覚えることはできません。現在わが国では常用漢字が約２０００文字あり、日常生活ではこれだけあれば十分とされています。それにしても、アルファベット26文字よりはるかに多いのですが。手を動かし紙に文章を書く行為は脳の活性化につながることを思えば、一概に漢字民族が不利とは言えないのではないでしょうか。

若い皆さん、今から本に親しんでおきましょう。どんなジャンルのものでも良いのです。テレビやスマートフォンばかりでは陳述記憶を強くすることはできません。手続き記憶も陳述記憶も脳の働きによるものですが、一般的には脳の手続き記憶装置の方が壊れにくいのです。それは日常生活で、簡単な計算ができにくくなっているのに、正月のおせち料理の作り方を覚えていることでもおわかりでしょう。

焼香では何回香を焚く？

このほか、認知症が進行するにつれて明らかになってくる症状がいくつかあります。アルツハイマー病を例に取ればわかりますが、脳の異常な部分が広がっていくからです。頭頂葉と呼ばれる脳のてっぺんの部分にまで病変がおよべば、各種の「失行」という一見奇妙な症状が現われます。前に説明しましたが、「失行」とはすでに覚えてしまっている行為ができなくなることです。

先日佛式の葬儀に出席しました。経をあげる前にお坊さんが講話をしました。「皆さん、今日は亡くなられた松本さんの告別式に出席されました。生前親しくしておられた皆さんはきっと悲しみのうちにおられるでしょう。松本さんは現世での命を終えられ、あの世に行かれます。輪廻転生《りんねてんしょう》と言い、あの世では何に生まれ変わるのかわかりません。皆さんにお香を二回焚いていただきます。最初の香は、松本さんありがとうございました、この世ではお別れしますという別れと感謝のお香です。ふたつ目は、あの世でまた人間に生まれてお釈迦様のそばで楽しく暮らしてくださいと願うお香なのです」

その講話を聞いて、佛式の葬儀で二回香を焚く意味がわかりました。そして、これまで私は何回か葬儀に出ましたが、焼香を一回で済ませていなかったか、三回していなかったか自信がなくなりました。もし、一回で済ませていたなら、僧侶はあの男は失行症かな、と思ったに違いないなどと考えていました。もしその僧侶が脳科学に長じていればの話ですが。

失行にはいくつかの種類があります。専門的なことは避けますが、手を振ってバイバイをする、神前でかしわ手を打つ、頭を下げてお辞儀をするなどの行為ができないのも失行なのです。もちろんすでにこのような行為をしていたことが前提になります（これは観念運動失行と言いますが、そのような種類まで覚える必要はありません）。ところで神社で打つかしわ手は二回のところが多いようですが、四回、八回もあるそうです。打ったとき音を出すか出さない？　これも願い事のときと葬儀では違うようです。ややこしいですね。神社での拝礼の仕方を見て、この人は失行症だなどと早計に判断しない方が良いようです。

日本の高校生はほとんどが失行症？

最近はケータイ（電話）やEメールで何でも済ませる人が多くなりましたが、まだ手紙を書く人もいるでしょう。そんな暇はない、現代はスピードがすべてだという声が聞こえてきそうです。

手紙を出すという行為を分析してみましょう。万年筆で丁寧に便箋にしたため、その便箋を折って封筒に入れ、封筒の表には相手の住所氏名を書いてからその封筒に切手を貼るという一連の奥ゆかしい動作です。さて、手紙を書いたら一服です。茶筒から茶葉を出して急須に入れ薬缶《やかん》からお湯を急須に注ぎ、しばらくして急須の茶を湯飲み茶碗に入れます。これは誰もがしている茶を淹《い》れる作法です。右のような、誰もがしていた、道具（ここでは万年筆、切手、茶筒、急須、薬缶、湯飲み茶わんなど）を用いての一連の動作ができなくなるのも失行（観念失行と言います）です。

ところで、九州のある県で、高校生にお茶をたしなんでもらうことにしました。将来必要になる礼儀作法を身に付けさせたかったのでしょう。まず高校生全員にお茶を淹れてもらったそうです。驚いたことに高校生の70％はお茶を淹れることができませんでした。彼らは失行症でしょうか。そうではありません。なぜできないのかと教師が尋ねたところ、お茶など家で淹れたことがないと答えたのです。彼らはお茶が飲みたければペットボトルで買って飲むか、ティーバッグを茶碗に入れポットから湯を注げばＯＫだったのです。「失行」とはすでに覚えている行為ができなくなることです。彼らは小さいときからお茶の淹れ方を習っていなかったのです！習ったことがないからできないだけなので、この高校生たちは失行症ではないのです。

「失行」という症状は主として大脳の左半球のテッペンを中心とした部位が侵されると出現します。失語症もそうでしたが左側の脳がこれらの症状と関連しています。しかし右脳のテッペンがかかわっている症状もあります。服の着方がわからなくなる人がいます。上着の上に下着を着ようとする人、ズボンの片側に両足を入れてしまう人なども失行症で、これを特に「着衣失行」と呼び、右大脳半球の損傷で見られるものです。先ほど「この服、どう着たら良い？　誰か教えて！」の項で示したマサトシのおじいさんも、着衣失行症なのです。一般に認知症が進行すると、これまで説明した失行症状も現われるようになります。

認知症はうつ病と間違えられる

もうひとつ、認知症の初期の人は精神的にも不安になります。不安というより、うつ的になるのです。本人は、自分は何かおかしい、具体的にどこがどうというわけではないが何かおかしいと気付くのです。最近人の名前が出てこなくなった。そんなに昔の人ではなく、日ごろ付き合っている友人の名前が思い浮かばなくなった。数分すると思い出すのだが、そんなことが多くなったと気付くのです。

「先日もいつものように、地下鉄の駅で降りて、2番出口をエスカレーターで昇って地上に出たら太陽がまぶしかった。さあ友人と待ち合わせているレストランに行こうとしたが戸惑った。どっちの方向に歩いていったら良いのだろう。昔からある有名なレストランで、しょっちゅうそこで食事をしているから道がわからないはずがないのに、それがわからないのだ。だいいちそのレストランにしようと言い出したのは私なのだ。われながらびっくりし、周囲をゆっくりと見渡してみた。後ろは銀行、向いも銀行、筋向いはデパート。とすれば向いの銀行の後ろにレストランがあるはずと気付いてやっと辿りついたとのことであった。こんなことは今までなかったのにとすっかり自信をなくした」

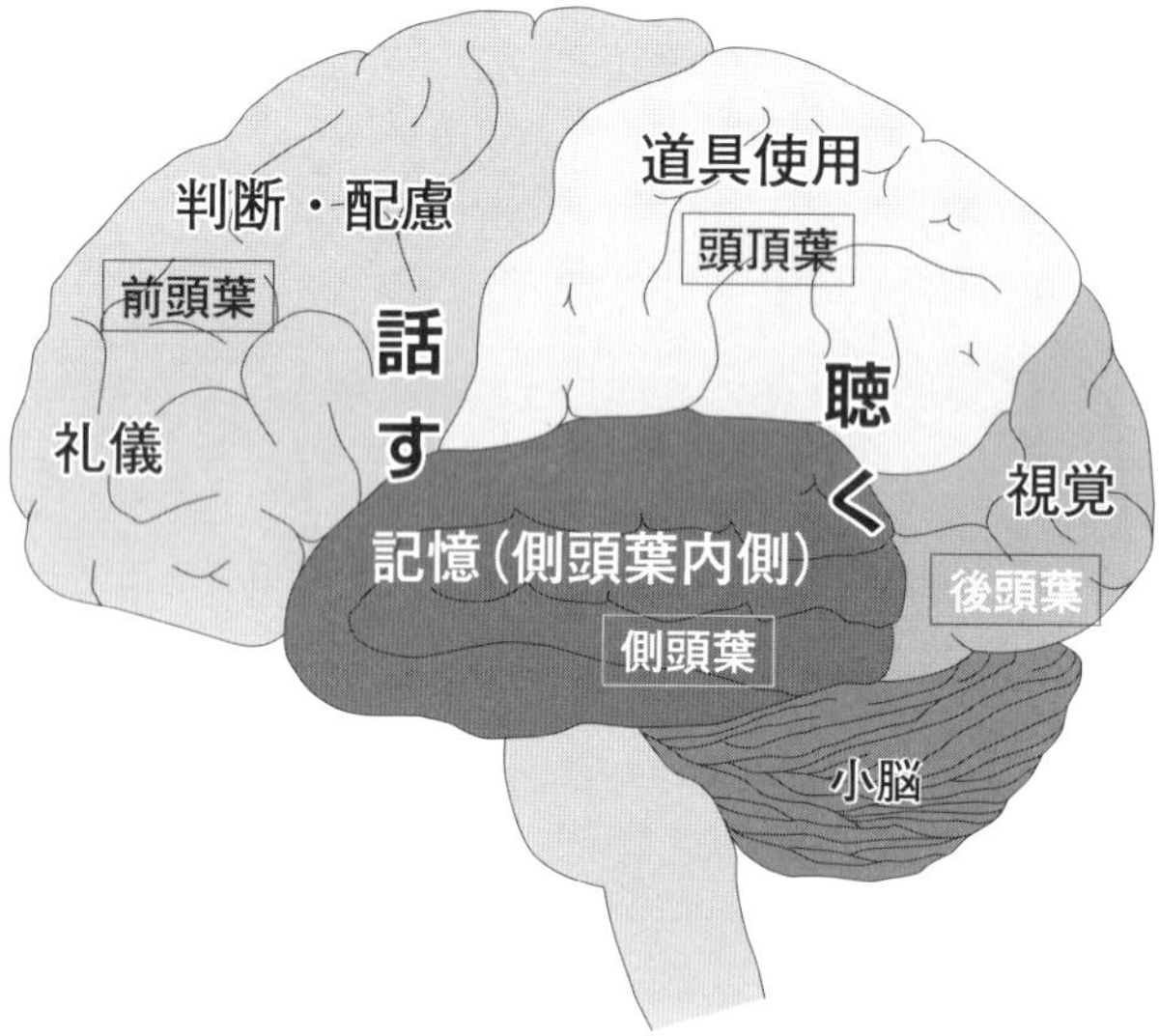

このような、親しい人の名前がすっと出てこない、行き慣れた場所への方向をふっと忘れてしまうようなことが重なると、ひょっとしたら自分は新聞やテレビでさかんに報じられている認知症なのではないかと悩み、それが昂じてうつ的になるのです。認知症なのに精神科を受診し、うつ病の診断で治療を受けるケースも多く見られます。しばらく精神科を通院しているうちに、認知症と診断されそのままそこで治療を受ける人もいるのです。

ところでこの節のタイトルは

「脳のどこに故障があるとこんな症状が出るのか」でした。この「どこに」に皆さんは戸惑ったことでしょう。私も引っかかるものがありました。できるだけ正確な場所を示さなければならないからです。まだわからないことだらけですが、解剖学的な名前はありません。それを示さないと学問的ではないと感じつつ話を進めてきました。しかし本書を一般人もお読みになると想定しましたから、専門的な単語はできるだけ使いたくありません。しかし、最低限のことはぜひ知っておいてほしいのです。わかりやすく図で示すことにします。初めからこのような図を出すと、アレルギー反応を起こして本書をどこかにしまい込んでしまわれる恐れがあるので、あと回しにしました。前に述べてきた文章と照らし合わせてください。

2　日本における認知症の歴史

「ナヲヒトとおり大宝律令」——福祉国家の始まり

日本では7世紀後半に大和朝廷が成立しましたが、国の円滑な運営には法律は欠かせません。生活、経済、治安、軍事など、どの項目も欠かすことのできない条文です。法律制定には先進国の知恵を借りなければなりません。その先進国とはお隣の中国でした。そして本格的な形で最初にでき上がったのが701年の大宝律令です。この名の通り、律と令を備えています。律は刑法、令は行政・民事法のことで、この両方が備わったことで初めて国としての体制が整ったと言えるでしょう。皆さんも中学校時代に、日本の歴史で大宝律令は習ったことがあるはずです。私は、「な（7）を（0）ひと（1）通り大宝律令」と、この法律ができた年を覚えることにしています。

その後も法律はさらに整備されていきました。たとえば戸令《こりょう》という法律には年齢による義務と免除の規定がありました。21歳以上60歳以下の男子は丁《てい》と呼ばれ、諸税を納め、軍務に就くことを定めています。また61歳以上を老《ろう》と呼び、税は丁の半分を納めれば良いとされていましたし、兵士として軍隊に入る義務も免除されていました（60を過ぎた人が兵士として役に立たないことは明らかですが）。それだけでなく、身体に不自由さが目立ってくる80歳以上の高齢者に対しては国から侍丁《じてい》（看護人のこと）が派遣されました。当時の医療・衛生状態を考えると、80歳まで生きる人は少なかったのですが、国家がこのような敬老・尊老の福祉政策を今から1300年も前に採用していたことは覚えておいて良いでしょう。

日本の医学は中国輸入

北里大学教授の新村《しんむら》 拓《たく》（前京都府立医科大学教授）はわが国の医療社会史の権威で、多くの著書があります。彼によれば、日本の医学は中国に負うところが大きいとのことです。唐の時代の医学書（たとえば『備急千金要方』など）には脳卒中後の精神症状として「①恍惚、②狂言妄語、③多忘」があると記されています。

①の「恍惚」とは、ぼーっとしていて自分のことも他人のこともわきまえなくなった状態を指します。有吉佐和子が小説『恍惚の人』を書きましたが、あの主人公の状態がまさに「恍惚」でした。②の「狂言妄語」は話す内容に一貫性がなく、大声で叫んだり現実にはないものを見たかのように話すこと、③の「多忘」は、文字通り聞いたことをすぐに忘れてしまうことです。

これらは現在、認知症の診断を下すのに重要な症状とされています。それを今から1400年も前の中国では認知症の診断に必要な症状として挙げていたのですから驚くほかはありません。時代は下って12世紀から13世紀の中国は南宋の時代ですが、このときの医学書にも脾《ひ》臓が病んで内臓の「気」が弱ってくると意識が混濁して物忘れが出始める、思い出そうとしても思い出せず恍惚状態に陥ると書かれています。もちろん脾臓の病気で認知症になることはありませんからこれは間違いです。現在では認知症は脳の病気によるものとされていますが、昔はこころや精神を支配している場所は心臓や肺、あるいは肝臓、脾臓であると考えられていたのです。

老いた武士と壊れたレコード・プレーヤー

日本の学僧や医師は中国の医学書を輸入し、夢中でこれを日本語に翻訳しています。現在のように辞書や解説書などがない時代ですから、さぞたいへんであったと思います。翻訳するだけでなく、認知症に関する医学書を著している医師もいます。認知症になった老人の行動を記録した文人もいます。これは新村 拓の著書『痴呆老人の歴史』（法政大学出版局）から紹介するのですが、ある老武士が若者に大坂の陣の話を繰り返し聞かせることが書かれています。豊臣軍と徳川軍の戦いの総決算とも言えるこの戦いを老人から何回も聞かされている若者たちは、またあの年寄りの自慢話かと連れ立ってトイレに行ってしまうという話です。自ら戦いに参加した老人にはその凄まじい体験がしっかりと脳に刻み込まれています。いかに認知症が進んだとは言え、戦場のありさまは頭から消えることのない記憶です。しかし悲しいことに、ついさっき話したこともすっかり忘れているので、また若者をつかまえては講釈をするのです。まるで壊れたレコード・プレーヤーのようです。

ここで気付くのは、若者は同じことを聞かされても決して老人をからかったり怒鳴ったりはしていないことです。その代わり若者が静かにすっと立ってトイレに行くところが良いですね。いかにも江戸時代はのんびりとしていて余裕があったのでしょう。現代はどうでしょうか。誰もがせかせかしていて、分刻みどころか秒刻みの生活をしています。

私自身を振り返ってみれば、「さあたいへん、7時30分に家を出て、7時41分発の電車に乗り、8時25分に電車を降り、8時30分発のバスに乗らないと9時からの外来診察に間に合わない！」という生活をしているのです。駅の切符売り場でうろうろしているお年寄りを見ても、「どちらにいらっしゃるのですか。お手伝いしましょうか」とひと声かける時間がないのです。最近はもう少し時間に余裕を持って家を出よう、観光地図を開いて困っている人がいたら声をかけようと思っています。何しろ私も、国際観光都市京都に住む市民なのですから。

江戸時代の医師が診た認知症

18世紀の日本の医師であった香月牛山《かづきぎゅうざん》は、「健忘は強い物忘れのことです。自分の名前さえ忘れてしまうのです」と述べ、この状態は単なる物忘れというものではなく、れっきとした病気であると考えたのです。同じころに香川修庵《かがわしゅうあん》というこれも医師でしたが、認知症をこう表現しています。「認知症の人は精神状態に緩みが生じて、ぼーっとしていて、嬉しいことがあっても喜ぶこともなく、悲しいことが生じても悲しむわけでもありません。昔はしっかり者で通っていたのに、今ではこのありさまです。年を取ると判断力も低下し、話の内容もうわごとを言っているようで見当はずれ、まるで幼い子どものようになってしまうのです。これが認知症というものなのでしょう」

香月にしても香川にしても、江戸時代の教養ある医師でした。参考のために香川の原文を示しますと、「精神短少にして恍恍惚惚《こっこっこつそうそう》、喜を見て喜はず、憂いを聞いて憂えず、昔日は怜悧《れいり》にして今は則《すなわ》ち魯鈍《ろどん》なり。老境に到れば、心志昏昧《しんしもうまい》、多忘妄言、諸事失当、痴《おろ》かなること児態に似たり。これ老耄《ろうもう》なり」（新村 拓『老いと看取りの社会史』法政大学出版局）。むずかしい文章ですね。

さて、日本が長い間の鎖国政策を止め、明治時代に入る19世紀後半からどっと西欧の文化が流入してきました。医学もそれまでの漢方医学から、西洋医学に大きく舵を取るようになります。

漢方医の敗北

日本では明治維新の前までは医師と言えばほとんどが漢方医でした。中国伝来の医学を日本流に改良し診療していたのです。医師の教育は現在のような医学校教育ではありませんでした。医師を志す者は著名な漢方医のもとに弟子入りし、見よう見まねで技術を修得したのです。極端な秘密主義で、教えられた内容は他人には決して漏らさないという誓約書を提出しなければ弟子にしてもらえず、何年かの修行ののち免許皆伝になりました。ちょうど現在の茶道や華道の世界に似ていますね。

ところが、江戸時代末期になると、オランダを通じて西洋医学が日本にもたらされます。オランダは日本の鎖国政策のときにも長崎に入港を許されていて、船長や船員、オランダ人医師は出島というところに滞在することができました。次第に西洋医学は優れているといううわさが全国に伝わります。日本の若い漢方医の中には進取の気性に富む者がいました。そのうちの何人かが出島に赴きオランダ医学に接し、西洋医学のレベルの高さに驚くとともにショックを受けたのは当然です。

オランダ医師から医学と医療を学んだ彼らはそれぞれ国元に帰り、蘭方医と呼ばれ一躍有名になりました。蘭方の蘭は「阿蘭陀《オランダ》」の蘭のことです。蘭方医の数は圧倒的に少ないのは当然です。市民の間からは蘭方医を希望する声が高まり、大阪と千葉に蘭方医養成の塾ができました。漢方医は数の上では圧倒的に優位で、政治的にも力を持っていました。

しかし、1868年2月に京都で大事件が生じました。明治天皇がイギリス公使をはじめ各国の公使を皇居（京都御所）で引見することになりましたが、彼らが皇居に向かう途中暴漢に襲われ十数人が重軽傷を負いました。イギリス公使にはウイリアム・パークス医官が従っていました。彼は鮮やかな手つきで負傷者を治療し、死者は出ませんでした。事件の数日後、明治天皇は次の声明を出しました。「西洋医術ノ儀、是迄被止置候へ共、自今其長所ニ於テハ、御採用可有之、被仰出候事」。こういうことです。「西洋の医術については、これまで許可しなかったのだが、その優れた部分については、採用することにする」。きっと天皇は胸をなでおろしたのでしょう。死者が出ようものなら重大な国際問題になりかねませんでしたから。

明治政府は１８７４年には医事衛生制度（医制）を定め、１８７６年には医師開業試験を行うなど矢継ぎ早に医療制度改革を断行します。試験問題は西洋医学の知識を問うものばかりでした。１８８２年には医科大学（医学校を含む）卒業生でなければ医師免許を与えないと定めたのです。これにより漢方医は医業を行うことができなくなりました。もちろん社会的にも高い地位にいた漢方医はあらゆる手段で漢方医の存続を図りましたが、政府はそれを認めなかったのです。現在わが国の医学・医療レベルは世界のトップレベルにありますが、明治維新後百数十年でこの域に達したのは、先人の思い切った政策断行があったからなのです。

川原による『内科彙講《ないかいこう》』の発行

明治以降、日本人医師による医学書も発行されるようになりましたが、１８９７

年発行の川原《かわはら》汎《ひろし》医学士よる『内科彙講』もそのひとつです。彙講とは馴染みのない言葉ですが、講義したものを集めたものという意味です。現在も大学卒業生には学士（医科大学卒業生は医学士）の称号が与えられますが、川原が卒業した東京大学はそのころ日本にたったひとつしかない大学でした。現在は毎年日本では何十万人もの学士が誕生しますが、明治の中ごろは千人もいなかったのです。川原の医学士は現在の医学博士の数百倍も価値があったことでしょう。

彼の内科書には認知症に関する項目があります。認知症は当時「麻痺狂《まひきょう》」と呼ばれていたようです。漢文調で書かれていますので、わかりやすく説明しますと、「認知症は、発病してからきわめてゆっくりと進行していくので、発病時期をいつとはっきり決めることはむずかしい。家族がどうもおかしいと気付くのは次のようなことからである。①いつもできていたことができなくなったり、行儀が悪くなったり、習慣を守ることができなくなる。②金遣いが荒くなり、遊び回り、借金をするようになる。③認知症が進行すると、人としての最高の精神機能がだめになる」

そしてさらに次のような解説を加えています。

「認知症の人は記憶力の低下があり、精神病と間違えられることがある。初期にはうつ状態を示すことがある。言葉の障害が出ることがある」

このまま現代の教科書に載せても良いと思うほどですね。もちろん川原はこの内科書を書くにあたって欧米の専門書を参考にしています。しかし彼は大学卒業後14年で480ページもの大著を書き上げているのです。その意気込みは敬服に値しますね。

3　西洋における認知症の歴史

ピタゴラスの好きな7

ギリシャやローマなど古代に文明が栄えていた地域には認知症に関する記録があります。しかし現代のような診断技術も、CTやMRIなど優れた検査機器もない時代には、認知症があまり問題にならなかったのでしょう。

ピタゴラスは紀元前7世紀に活躍したギリシャの医師であり哲学者ですが、彼は人生を5つに区切ることを提唱しています。7歳、14歳、21歳、49歳、63歳です。この数字で気付くのはどの年齢も7の倍数だということです。7歳になれば一応自分のことは何でもできるようになります。着替えも、食事も、トイレも全部他人の手助けなしにできます。もちろん話すこともできますし、他人の話を理解できるようになります。つまり自我が確立する年齢です。

近代国家では6歳くらいから公的な初等教育が始まります。14歳くらいから急に身体的にも精神的にも発達し、自分の考えをしっかりと持つようになります。女性は性成熟の始まりとしての初潮を見るようになります。21歳で肉体的成熟はピークに達するだけでなく考え方も固まるでしょう。多くの国で「おとな」として社会に受け入れる年齢でもあります。政治に参加することを許されますし、その代わり兵役などの義務を課す国もあります。酒を飲むこと、タバコを吸うことも許されます。国によってはその年齢が引き下げられてはいますが、ヨーロッパの多くの国では酒は18歳から飲むことができます。

ピタゴラスは63歳以上を高齢者と称していました。身体的にも精神的にも衰えが出るからだそうです。彼の時代その年齢まで生きる人は少なかったのですが、そのような年齢層の人々の中に今で言う認知症も多かったのではないでしょうか。しかし、年を取れば当たり前、誰でもおかしなことを言ったり、奇妙な行動をするものだと社会は受け入れていたのでしょう。

カッパドキアの奇岩と医師アレテウス

トルコの首都アンカラの南東にカッパドキアという村があります。ここはさまざまな大きさのキノコ状の奇岩と初期キリスト教徒の隠れ場所である地下都市が有名で、世界遺産に指定されています。十数年前にここを訪れたとき、大きな奇岩の根元に洞窟のような穴が開いているのが見えましたが、これは最近まで住居として使われていたからです。現在は粉塵を吸い込むなどの健康上の理由から住むことが許されていません。

このカッパドキア出身のアレテウスは2世紀ごろに活躍した優れた医師でした。彼は精神病について造詣が深かったと言います。精神の病気には急性病、すなわち突然、幻覚や妄想、興奮、異常な行動などを示す精神病と、ゆっくり病気が始まりだんだんと症状が悪化してくる慢性病があると言いました。急性病は風邪で熱が高くなりうわごとを言うような状態を示し、慢性病は認知症を指していたようです。急性病は治る可能性があるが、慢性病は回復がむずかしいともアレテウスは述べています。アレテウスはこのほかにも糖尿病についての詳しい報告をした医師として知られています。彼は口渇、多飲、多尿（のどの渇きが強く、たくさん水を飲み、尿の量が多いこと）が糖尿病の特徴であると言いましたが、この3つの症状は現在でも糖尿病診断の重要なポイントになっています。

ローマ帝国時代の医学

紀元直後からおよそ400年間繁栄を欲しいままにしたローマ帝国にも、ギリシャの思想が色濃く反映されています。ローマでは1〜16歳を少年、17〜30歳を青年、31〜45歳を壮年、46〜60歳を初老、61歳以上を老年と規定しています。そして、17〜45歳の男子、すなわち青年と壮年には兵役の義務を課したのです。当時のヨーロッパ全体とも言える広大な領土を支配することができたのは強大な軍隊に負うところが大きく、その軍隊は17〜45歳までの男子により構成されていたのです。

しかし、ローマ市民だけでは軍隊は賄いきれません。そこで周辺国を侵略し捕虜にした兵士も奴隷としてローマ軍に組み入れました。この奴隷兵士はまじめに軍務を勤め上げれば奴隷の身分が解かれ、ローマ市民権を与えられたのです。

ところでギリシャ、ローマに代表されるようにヨーロッパは世界の文化の中心になりましたが、こと医学に関してはあまり大きな発展はありませんでした。ありませんというより発展が阻害されてきたのです。その大きな理由としては、ギリシャ出身の医師ヒポクラテスとガレヌスの存在が挙げられます。

ヒポクラテスとガレヌス、この2人の呪縛から逃れて

ヒポクラテスは紀元前4世紀、ガレヌスはその500年もあとに活躍したので、2人の間に直接の接点はありません。しかし、医学の神様・医聖と崇められたこの2人の名声が災いし、16世紀までヨーロッパの医学は3世紀の水準のまま氷付けになった観がありました。

もちろんヒポクラテスとガレヌスの業績は彼らの生きた時代には飛び抜けていました。ヒポクラテスの時代には、人々は奇妙な病気や治らない病気は天罰や神罰あるいは呪いによるものであると信じていました。しかしヒポクラテスはそれを否定しました。「てんかん」もその症状が奇妙なことから、神が与えた神聖な行為と考えられていましたが、ヒポクラテスはてんかんの症状を脳の病気により引き起こさ

れているものだと断じています。

数世紀後に生まれたガレヌスはヒポクラテスを師と仰ぎその教えを守りながら、外科医として活躍する一方、脳の解剖ですばらしい業績を上げました。脳の中央にある水の貯まったプール（現在われわれはそれを脳室と呼んでいます）や、脳の中央後部を走る太い静脈の発見はガレヌスによるものです。それゆえ、現在これをガレン（ガレヌスの英語読み）大静脈と呼んでいます。この偉大な2人の存在が医学の発展という思考を停止させてしまった面がありますが、一方ではローマ帝国によって国教と定められたキリスト教の影響も考えてみる必要があるでしょう。

キリスト教が強大になると良くも悪くも医療に影響を与えました。キリスト教と医療のかかわりを見ましょう。キリスト教会の施設内に、附属施設として病院、養老院、貧しい人々が生活する施設（救貧院と言いました）などが作られ、医学を学んだ修道士や修道女がそこで奉仕しました。これはイエス・キリストが常に貧しい人、夫に先立たれた婦人、病気の人、障がいのある人のために一生を奉げたことから、それに倣うのは当然と考えたからです。

修道士や修道女だけでは働き手が足りなくなります。そこで、医学校を置き医師や看護人の教育もあわせて行うようになりました。これを修道院医学と言います。しかし、12世紀初頭のカトリック宗教会議で、修道院には静寂が必要であるとの決定がなされました。これにより修道院医学は禁止され医療は衰退しましたが、15世紀に興ったルネッサンス運動により修道院医学も復活します。19世紀以降、世界の主な都市に近代病院ができるようになりますが、そこにも修道院医学の精神を受け継いだ病院附属医学校があり医師の養成を行いました。

明治時代に日本の医学の発展に貢献した医師のひとりに高木兼寛《たかぎかねひろ》がいます。彼は1875年にイギリスのロンドンにあるセント・トーマス病院附属医学校で学んでいます。高木は日本に帰国後、海軍の軍医として勤務し海軍軍医総監にまで登りつめました。彼は慈恵会医科大学の創設者でもあります。なお、陸軍軍医総監は小説家としても名高い森　鷗外（本名：森　林太郎）です。

ヨーロッパにおける認知症の記録

ところで認知症は近世のヨーロッパではどう理解されていたのでしょう。1765年に発刊されたフランスの『百科全書』には認知症をこう説明しています。

「認知症とは精神がマヒした状態。理論的なものの考え方ができなくなる状態。生まれつき知能が低下している者のことではない。またせん妄とは異なる」

しっかりとした解説だと思います。この『百科全書』に書かれているように、認知症はそれまで正常であった人がある年齢に達したころから記憶力の低下や妄想などが出てくるのです。あとで紹介するアルツハイマー博士が受け持った患者さんを見てください。まさに物忘れと妄想を呈していました。認知症はせん妄とも違うと述べているところもすごいですね。たしかにせん妄は脳機能の一時的な障害によって現われる精神症状です。高熱でうなされるのもせん妄ですし、薬物中毒（麻薬や覚せい剤も含む）で見られる異常な興奮などもせん妄です。そして『百科全書』には認知症の人に見られる症状として、具体的に次のことを挙げています。

一　ものを覚えることができない。
二　自分に言われたことを理解できない。
三　判断力が失われている。
四　ばかげた行動をする。

実に250年前のこの『百科全書』の内容は、現代でも十分に通用します。

認知症の原因

では認知症の原因はどうでしょうか。『百科全書』は①脳の損傷（この損傷の原因は脳の使いすぎ、生まれつき、老化などだそうです）、②霊魂の異常、③脳が小さい場合、④頭部外傷、⑤てんかん、を挙げています。これは現代の医学に照らし合わせると少し違うところもあります。

脳の損傷や頭部外傷は認知症の原因の一部にはなりますが、これがすべてではありませんし、脳を使いすぎるから認知症になることはありません。むしろ脳は十分に活動させるべきでしょう。霊魂の異常とは精神病のことを指すのか性格の偏りを指すのか不明ですがそれと認知症とは別のカテゴリーに属すると現在では考えられています。また脳が小さくても賢い人はいくらでもいますから一概に脳の容積で認知症と決め付けることはできません。てんかんも認知症とは別の病気です。てんかん＝認知症という図式は成り立ちませんが、ただ注意しておかなければならないことがあります。てんかん発作を頻繁に繰り返すと脳は酸素不足になり、脳の神経細胞が損傷されます。二次的に認知症になる危険性があります。てんかん発作を起こさないようにしっかりと治療を受けなければなりません。現在は、副作用のほとんどないてんかん薬がたくさんあります。

中世のヨーロッパではおそらく認知症も精神病と同じ扱いを受けていたと思われます。認知症も単に記憶障害のみが目立ちそれで一生を終える人もいれば、幻覚や妄想も合併しそれによる興奮でやむなく精神病院に収容された認知症患者もいたに違いないのです。当時は症状が強い精神病患者は鉄の鎖で部屋や廊下の柱につながれていました。次に示す、フランスやイギリスの状況を見てください。

鎖を断ち切る人

フランスの精神科医フィリップ・ピネルは1793年パリの精神病院長に就任すると、ただちに病棟を視察し、鎖につながれていた患者を見付けるとその鎖を切るよう命じたのです。患者にも一般人と同様、人権があることを宣言したのです。ピネルがこのような思い切った行動を取ることができたのも、フランス革命（1789年に勃発）前後に全土に広がった自由・友愛・平等の精神が後押ししたものでしょう。ピネルのあとを継いだのは弟子のジャン・エスキロールですが、彼も認知症や精神病患者の保護に努めました。彼は認知症に関する著書を著していますがその原因をいくつか挙げています。年を取ること（加齢）、頭部外傷、脳卒中、梅毒、水銀中毒など、現在でも納得のできる項目がありますが、なかには首をかしげたくなるものがあります。それらは月経不順、痔の手術、手淫、恋愛破綻などですが、200年以上前に述べたことですから、そこは割引いてみてください。

さらにエスキロールは、政治的激変や恐怖体験なども認知症の原因として挙げていますが、当時はフランス革命の直後であり、ルイ16世やその妻マリー・アントワネットを処刑したマクシミリアン・ロベスピエールが絶大な権力を握っていました。ロベスピエールは虐げられていた大衆を救うために王制を倒したのですが、最高権力者に登りつめると自分に反対する政治家や市民を処刑するなどの恐怖政治を行ったのです。そのような時代背景の中で、エスキロールが政治的激変や恐怖体験などを認知症の原因に加えたことは、あながち突拍子もない思い付きとは言えない気がします。やがてロベスピエールは失脚し、彼もまたギロチンの露と消えていきました。

ロンドン市民の娯楽──精神病院へ患者を見に行こう

1814年、イギリスのロンドンにあるベツレヘム精神病院を視察した国会議員が、異様な状態で入院させられている精神病患者を発見しました。55歳の元船乗りのこの男性は両手、両足を鎖で縛られていて、その鎖の端は壁に埋め込まれている太い鉄のパイプに固定されていたのです。そのため12年間、彼は仰向けに寝ることはできるが、横向きになることすらできませんでした。

当時娯楽の少なかったロンドン市民は動物園に珍しい動物を見に行くのを楽しみにしていましたが、ベツレヘム精神病院に患者を眺めに行くのも楽しみのひとつだったそうです。この元船乗りの病気は明らかではありませんが、当時は認知症も精神病とみなされていましたから、そのような患者さんがヨーロッパ有数の大都会ロンドンでもひどい状況に置かれていたことになります。誰であれ、人がこのような扱いを受けることは許されるものではありません。身分や人種、肌の色、健康状態などとは関係なく、人の尊厳は守られなければならないのです。

ここまでは認知症の症状と脳との関係を見てきました。心臓や肺と違って脳の異常が精神的な種々の症状を出すことが少しはおわかりいただけたと思います。次の節でも認知症を取り上げますが、その代表例であるアルツハイマー病はいつごろから皆の注目を集めるようになったのでしょう。次ではアルツハイマー病の由来を説明しましょう。

アルツハイマー病とは

ドイツの精神科医アロイス・アルツハイマーはフランクフルト市立病院の精神科に勤めていたとき、51歳の女性患者を受け持ちました。１９０１年のことです。彼女は夫が浮気をしているという妄想にとり付かれ夫に暴力を振るうようになったため入院が必要になったのです。その上、彼女には物忘れがありました。彼女の名前はアウグステというのですが、何を聞かれても「アウグステ」と答えていました。

アウグステは１９０６年に感染症で亡くなりました。家族から解剖の許可が得られたので調べてみると、脳はひどく小さくなっていましたし、顕微鏡で観察すると、脳の表層には異常な物質が発見されました。蝋燭の炎のような、ねじれて先が尖がったようなものや、まだらなシミ模様です。このような異常物質が脳に生じた結果、認知症になったのだとアルツハイマーは信じて、ドイツの精神医学会で発表したのですが、演題は「大脳皮質の特異な病気について」（皮質とは脳の表層のこと）、というきわめて控えめなものです。まだ何という病名かわからなかったのです。その後、アルツハイマーの師であったエミール・クレペリンによってアルツハイマー病と名付けられました。やがて、脳内の異常物質はタンパク質であることがわかりました。アルツハイマーが報告して100年以上経ちましたが、いまだにその予防法や、異常物質を除去する方法は見つかっていません。

アルツハイマー教授（のちにミュンヘン大学の教授に就任）は1915年に51歳の若さで亡くなりました。アウグステさんの入院時の年齢と同じです。彼の死因は心不全ですが、おそらく細菌感染による心臓弁膜症であろうと考えられています。抗生物質さえあれば死ななくてもよかったでしょうに、残念なことでした。

ちなみに、世界で初めて抗生物質（ペニシリン）がイギリスのアレキサンダー・フレミングにより発見されたのは1928年であり、それが治療用に使用されたのは1942年のことです。第二次世界大戦中のイギリスの首相はウィンストン・チャーチルでしたが、戦争の終盤で肺炎になりました。彼が困難な戦争を勝利に導くことができたのはこのペニシリンのおかげであったと伝えられています。当時の日本はこの情報を入手し、研究を開始しました。少量ながら製造に成功し碧素《へきそ》と名付けましたが、敗戦で製造中止に至りました。

4　認知症の診断

私たちはこれまで認知症という言葉を使ってきました。以前は痴呆症と言っていたのですが、痴呆という言葉は人を侮辱しているのではないか、差別をしているのではないかという国民の声に押されて２００４年に認知症に変わったと第1章で述べました。痴呆という単語は「痴」と「呆」からできあがっています。痴は佛教ではものごとの根本を知らない者のことを言いますし、昔は「痴《し》れ者」と言えばおろかな者、ばかな奴をさしていました。もっとも今でも日常会話で、「ああばかなことをしてしまった」と自らを責めるときにも、「このばか者」と相手をののしるときにも使われています。

認知症と診断するには

医師が認知症の診断をするには、最低限の約束事があります。認知症のうち、現在世界中でいちばん多いと言われている、アルツハイマー病を例に取りましょう。この病名を下すには、まず患者に物忘れがあるということです。これがなければいくら周りの人が、「あの人はおかしい、わけのわからないことを言っている」とか、「変な行動をしている」と言っても、認知症の診断を下すことはできません。認知症である可能性はありますが、そうでない可能性もあるのです。

認知症の診断には物忘れがある上に、さらに判断力の低下が認められなければなりません。このほか、第3章の1「脳のどこに故障があるとこんな症状が出るのか」をもう一度読んでください。そこで説明したタン君のような失語症の症状が現われたり、失行や失認と言われる症状などが認知症には見られたりします。①判断力の低下、②失語、③失行、④失認の4つすべてが見られる必要はなく、このうちひとつでもあれば認知症の診断の有力な手がかりになります。

もうひとつ重要なことがあります。前に述べたような症状の人がいることで困っている人がいますか？　朝食を食べて30分も経たないうちに食べたことを忘れて何回も要求して家族が困っていますか？　家族だけでなく、隣近所に「うちの嫁は鬼のような人だ。私に食事も食べさせない」と触れて歩きますか？　財布をどこにしまったか忘れて夜中じゅう探しまわり、家族が不眠症になりましたか？　財布がなくなったのは泥棒が入ったからだと、何回も警察に電話を掛けたりしましたか？　要するに、本人の行動で家族を含む周囲の者や会社の人が迷惑をこうむっていれば、その人はほぼ認知症であると考えることができます。

認知症の種類

アルツハイマー病が認知症の代表例だと申しました。この本は認知症の介護が大きなテーマですから、症状も多彩なアルツハイマー病について多くのページを割いています。しかし、アルツハイマー病以外にどのような認知症があるか簡単に説明します。

大脳にある神経細胞は数百億あると言われていますが、それが徐々に消失すると認知症になります。これを神経変性による認知症と言います。神経変性疾患の代表例がアルツハイマー病であり、レビー小体型認知症や前頭側頭型認知症がそれに次ぎます。このほかの認知症には脳卒中（脳梗塞や脳出血など）の後遺症として現れる血管性認知症があります。日本ではかつて、血管性認知症がいちばん多かったのですが、予防が行き届いたので脳卒中が減ったこと、および脳卒中にかかっても治療法の進歩で軽症化したことにより発症者は大幅に減少しました。ほかにも脳腫瘍にともなう認知症、頭部外傷後の認知症、栄養障害（特にビタミンB1欠乏によるウェルニッケ脳症）による認知症などがあります。飽食の時代にビタミンB1欠乏がなぜ起こるのだと思うでしょうが、アルコール多飲で食事を満足に摂らないと生じます。

第4章　認知症の症例検討

診察室スケッチ

認知症と診断することは、それを専門にしている医師にはそんなにむずかしいことではありません。しかし、別のむずかしさがあります。それは患者さんが、自分は病気だとは思っていないからです。すべての患者さんがそうだというわけではありませんが、多くの人は何のために自分が診察室にいるのかを理解していないのです。

症例を紹介してそれについて討論する前に、私の診察風景を二、三お見せしましょう。

「スケッチ１：私はどこも悪いところはありません、という患者さん」

73歳の男の人が外来診察室を訪れました。息子夫婦が一緒でした。

私の診察では、診察前に問診票を提出してもらいます。診察時間を有効に使うためと、患者側からの情報をできるだけ多く得たいというのがその目的です。問診票の末尾に、記入した人の名前を書いてもらいます。患者本人なのか、代理の者か、代理であれば患者との関係を知りたいからです。「患者さんのお名前」の欄に中谷敏正、「この用紙をお書きになった人の名前」に中谷正雄、患者の長男、とありました。問診票の最初の項目は「診察をお受けになる目的」です。通常は「主訴」と言います。そこには、物忘れが強くなった。昼と夜が逆になった、と書いてありました。

「職業」欄には元運送業、「これまでにかかった病気」には、ないと書いてありました。私が「中谷さんですか」と尋ねると、「そうです」の返事が返ってきました。「私は中島と言います」と言って胸に付けてある名札をはずして中谷さんに見せました。「なかじまけんじさん。そうですか、神経内科、医師ですか。ああそうですか」。中谷さんは字が正確に読めました。「今日はどなたとご一緒にお見えになりましたか」「息子です。それと嫁」「どこかお悪いところがあるのですか」「どこも悪いとこ、あらしません」「ここは何をするところとお思いですか?」「ここは……病院でっしゃろ。ここに書いてある」。中谷さんは私の名札を見ながらそう言いました。「病院においでになった理由をお聞かせください」「息子が、行こうと言うさかい来ましたんや」「あなた自身はどこも悪いところはないと?」「そう、どこも悪いとこおへん」

自分は悪いところはないのに、家の者が勝手に連れてきたのだというのです。これでは診察のしようがありません。普通の（?）外来診察では、診察室に入って来た段階で、患者さんは診察に協力する態度を示してくれます。なかには、これでもか、これでもかとたくさんの訴えを並べる人もいます。そして医師が診察しやすいように、上着やシャツを脱いで、診てもらいたいところを示そうとする人もいます。それなのに目の前のこの患者さんは、どこも悪くない、と言い張り、腕を組んだまま椅子に固い表情で座っているばかりです。時間がいたずらに過ぎていきます。「中谷さん。息子さんはせっかくあなたを病院に連れてこられたのですから、せめて身体検査でも受けられてはいかがでしょう。身体検査は昔、学校でも受けたでしょう」「受けたことあるなあ。子どものころや。どこも悪いとこなかった」

身体検査と言われて、中谷さんは昔を思い出したようです。素直に、私の求めに応じて両手を前に出したり、上に上げたり、両足で立ったり、歩いたりしてくれました。私が聴診器を取り出すと、自らシャツのボタンをはずして捲りあげ、胸を出しました。深呼吸もしてくれました。

「心臓も、肺も異常はないようですね」。中谷さんはそう言われてにっこりしました。そこですかさず私は切り出したのです。「中谷さん。息子さんとお嫁さんがわざわざ一緒に来てくれました。息子さんからあなたのことを少しだけお聞きしても良いですか」「かめへん。何でも聞いておくれやす」「息子さんは何というお名前ですか。私に紹介してください」。中谷さんは後ろを振り向いて言いました。「おい。何という名前やて。聞いてはるで。お前言えや」「それでは、選手交代して、息子さんと入れ替わってもらいましょうか」「そうか。おい、交代やて。お前ここに座り」

そう言って患者は後ろの椅子に移り、息子の正雄さんが私の前に座りました。このようなお膳立てができると、しめたものです。中谷さんは自分の意思で席を代わりました。ということは、あとは息子に任せたことを意味します。父親からお墨付きをもらったので正雄さんは話がしやすくなります。正雄さんから次のような情報を聞き出すことができました。

患者は中学校を卒業して、運送会社に勤めました。勤務のかたわら自動車学校に通い、大型車両の運転免許を取得したあと、65歳まで長距離トラックの運転手をしていたそうです。定年でそこを辞めたあと、友人の経営する運送会社に採用され小型トラックで近隣のスーパーマーケットに商品を配達していました。70歳でそこを辞めたそうですが、正雄さんによるとどうも辞めさせられたらしいと言います。品物の届け先を間違えたり、配達時刻に遅れたりすることが目立つようになったのです。

そのころ、中谷さんが正雄さんに、「最近、運転していてどこを走っているのかわからんようになることがあるんや」と言ったのだそうです。驚いた正雄さんが、「居眠り運転と違うか。よう寝ているか」と尋ねたら、「居眠りとは違う。ただ、交差点でまっすぐ行くんか、左曲がるんかどっちだったかわからんようになることがある。車を止めて辺りを見ると、見慣れたデパートやらレストランがあるので、あこっちやったとわかるんや」と答えたことがあるので、何十年も走っている道がわからなくなることがあるのかと驚いたとのことでした。会社でもうすうすおかしいと気がついたのでしょう。

［スケッチ2：患者だけでなく家族も相談にやってきます］

熊原さんは私の大好きな、88歳のおばあさんです。認知症が進んでいて、しかも足元が覚束なくなっているので、手押し車を両手で押しながら、そばにお嫁さんが付き添って私の外来診察室にやってきます。元来やさしい性格だったのでしょう、物覚えが悪くなり、食事したことも忘れたりしますが大きなトラブルなしにこれまで家で夫と息子夫婦、その2人の子ども合計6人で過ごしてきました。

「いつもすみませんな。ご迷惑おかけしてばかりで」が、熊原さんの決まり文句です。こう言いながら診察室に入ってくるのです。92歳の夫も認知症があり他の先生が主治医です。この日の診察は便秘が続いているので、これまでの抗アルツハイマー病薬のほかに酸化マグネシウムを処方しました。これで診察が済んだと思ったら、付き添ってきた嫁が「ちょっと先生にご相談したいことがあります」と、熊原さんを外来待合室に連れて行ってから診察室に戻ってきました。相談とは次のことでした。

3週間前に熊原さんの夫が腹痛を起こして救急病院に運ばれました。腸閉塞を起こしており、緊急手術が行われましたが、手術後意識が戻らないので頭のCTを撮ったところ大きな脳梗塞が生じていました。心臓病もあったので、おそらく手術中に心臓から血液の塊が脳の血管に飛んで行き、脳梗塞を引き起こしたのであろうと言われたそうです。主治医は、患者は高齢でありこのまま意識が戻ることはなく、数日以内に死亡するでしょうと息子夫婦に伝えました。嫁が私に相談したかったのは次のことでした。

長年連れ添ってきた夫が亡くなる前に、妻である熊原さんを病院に連れて行くことはいかがでしょうか。認知症の熊原さんが夫の病気を理解できず、重症室で異様な状態で寝ている姿を見ておかしくはならないでしょうか。物忘れが強い人ですからいっとき興奮してもすぐけろっと忘れてしまうので会わせても良いのでしょうか。どうしたら良いか判断がつかないのです。それで先生にご相談に……とのことでした。

私は、熊原さんを病院に連れていって夫に会わせてあげてはいかがですか、と言いました。嫁は不安げです。私が熊原さんにお話ししてあげることにしました。熊原さんと私の会話は次のようなものでした。

「熊原さん。ご主人が腸の病気で病院に入院されたことはご存知ですね」「そうですか。何や具合悪いと言ってましたな。うちの人胃腸が弱いさかい。そうですか入院ですか。それでここに?」「ここではありません。もっと大きな外科のある病院です。そこで手術を受けました」「手術ですか。もう年でっせ、うちの人」「そうです。でも今はうんと年を取っていても手術ができるのです」「そうですか。えらいもんですな」「ところが、お腹の手術はなんとかうまくいったのですが、他の病気が出てしまったのです。実は脳に大きな病気ができて、それで意識が戻らないのです」「えらいことですな。どうしたらよろしいやろ」。熊原さんは「えらい」を2回使いましたが。それぞれ使い分けていらっしゃいます。最初のえらいは「すばらしい」の意味、ふたつ目のは「たいへんなこと」の意味です。

「今、お医者さんが一生懸命治療してくれています。熊原さん、ご主人をお見舞いに行かれてはいかがですか。私はそれが良いと思いますが」「私のことがわかるやろか」「それは何とも言えません。でも60年も一緒に暮らしてこられたのでしょう。たとえご主人はあなたのことがわからなくなっていても、あなたはご主人であることがわかるのですから、お会いになった方が良いと思います。もし会わずにご主人が亡くなられるようなことがあれば、心残りではないですか」「そうですなあ、私会いに行きます」

私と会話したことのすべては覚えていないでしょうが、そのときに熊原さんが決心したことの重みを大切にしたいと私は思いました。お嫁さんは「私が病院に連れて行きます」と言って帰っていきました。

1週間後、お嫁さんは私のところに報告に来ました。

「先生ありがとうございました。先生からお話ししていただいた日の午後に、母を連れて行ってきました。母は病室の物々しい雰囲気と、父が顔に酸素マスクを付けている姿に驚いていました。涙を流しながら『父さん、どないしました。返事してや』と身体をさすっていましたが、取り乱したり興奮することはありませんでした。10分ほど病室にいましたが、別れ際に、『早う、ようなって家に帰ろうな』と言いました。主人も私も母を連れて行って良かったと思いました。母が帰ってきた日の夜はいつもより寝つきが遅かったようですが、その後は特に変わったことはありません。食事もおいしいと言って食べてくれます。それで父ですが、まだ意識のないまま病院に入院しています。しかしおそらくあと数日の命ではないかと主治医の先生に言われています」
　この報告を聞いて私も、熊原さんを病院に行かせて良かったと思いました。どうせ病院に連れて行っても、すぐに忘れてしまうのだから無駄なことだと考えるのは間違っています。物忘れの強い人であったとしても、意識のない配偶者をさすり、涙を流し、呼びかけたのです。たとえ重態に陥っている肉親に対面しても、認知症の人の純粋な心は平静に対処することができるのです。

では症例検討に入りましょう。

【症例】自宅に帰りたいと強く希望する82歳の女性（林さん）

現在、ある介護老人保健施設に入所中です。本人は入所当初から「家に帰りたい」と言い続け、食事も拒否する始末です。その上、この方は夜中に「黒い大きなものが見える、怖い」などと叫んで興奮するので、他の入所者から苦情が出始め、施設のスタッフは対応に困っています。それで症例検討会を持つことになりました。

［第1回検討会］

利用者の背景紹介

嘱託医である私（中島）が呼ばれました。担当の介護士Aは次のように林さんを紹介しました。

林さんは京都の名門高等女学校を１９４３年に卒業しました。夫とは10年ほど前に死別し、長男夫婦と孫（男子）と同居しています。長男夫婦は会社に勤めており、孫は高校に通学しているので、日中はマンションにひとりで留守番です。林さんは数年前から軽度の物忘れがありました。一家はこの2年間で2回引っ越しをしました。最初は息子の勤務の都合で大阪の堺から枚方のマンションへ、2回目は孫の通学に便利なようにと京都市内のマンションに移ったのです。引っ越しのたびに物忘れや混乱が強くなったとのことです。夜間にトイレの場所がわからない、誰かがいるから怖いなどと言い出しました。

２００６年11月、林さんは突然激しい腰の痛みを訴え、歩けなくなりました。救急車で京都の中核病院の整形外科に入院しました。診断は腰椎の圧迫骨折でした。林さんは絶対安静を命じられベッドから動くことはできなくなりました。入院した翌日の夜中、膀胱内留置カテーテル（いわゆるバルーン・カテーテル）と点滴静注の針を引き抜き、ベッドから降りた林さんは周囲を血液で汚染させながら、十数メートル離れた集中治療室にまで這って行ったため、鎮静剤が注射され自室に戻されました。１週間後、大阪の病院の内科に転院しました。そこでも林さんは鎮痛剤、睡眠薬、貼り薬などを要求するだけでなく、退院要求も激しかったとのことでした。６か月後に現在の介護老人保健施設に移ってきたのです。

このような患者（介護施設では患者と言わず、利用者と称してします）をどのように理解し、生活を支えてあげるのが良いのでしょう。さっそくスタッフが集まり検討会が始まりました。

病名を付ける前に知っておくこと

担当介護士Ａ：先生、この方の病名は何ですか。

中島：いきなり病名ですか。もっと林さんのことをいろいろ調べましょうよ。まず、この方の家族はどうだったのですか。

ケースワーカーW：父は40年ほど前に69歳で脳卒中、母は15年前に子宮ガンで亡くなったそうです。本人はひとり娘です。小学校のときから学業成績は良く、高等女学校に進学しました。１９４３年に女学校を卒業して銀行に勤めましたが６年後に結婚のため退職。以後は専業主婦です。10年前に夫を胃ガンで亡くしました。

中島：これまでの林さんの病気は？

担当看護師Ｌ：これといって大きな病気をしたことはありません。今回の腰痛で入院したのが初めての入院だそうです。

中島：この方の性格は？

担当看護師Ｌ：性格までは詳しく聞いていませんが、同居している息子さんの妻、つまりお嫁さんとは特に問題はなかったとのことです。夫婦は共働きですので、お嫁さんが食材を買って用意しておくと、林さんが夕食の支度をしていたそうです。しかもお孫さんにはお孫さんが好むような料理を別に作ったりして。

中島：林さんは、自分が居候のようで肩身が狭いとは思っていませんか？

ケースワーカーW：この家族は引っ越すたびに少し大きなマンションになっています。林さんが資金援助をしてくれたとお嫁さんが言っておられました。でも息子夫婦とその子どもの間はしっくりいっているようなので、この3人の強固な繋がりを見て、林さんは多少居づらい思いがあったのかも知れません。

中島：林さんは数年前から物忘れがあったそうですが、それを少し説明してください。

担当介護士A：はい。これもお嫁さんから聞いたことですが、初めは人の名前が出てこない、テレビドラマや映画を見ていて俳優の名前が出てこないと言い出し、そのあと甥や姪の名前が出てこない、近くのスーパーに行っても必要な食材を2、3品買い忘れるようになったそうです。あとは、引っ越しのすぐあとに何回か、夜中にトイレに行こうとしてトイレの場所がわからなくなったとお嫁さんを呼んだことがあります。お義母さんはしっかりした人で、今までこんなことは一度もなかった、と驚いたそうです。

中島：この施設に入所中に「黒い物体が見える」と言ったそうですね。

担当介護士A：腰痛が続いていて、そのために不眠が続いていたそうです。その時分の夜中に突然、怖いと大声を出したのです。「大きなお化けのようなものが見える。黒いマントを着て空を飛んでいるようだ」と言ったのです。
中島：この方のいちばんの希望は「家に帰りたい」だそうですね。
担当介護士Ａ：そうです。施設での生活は嫌だ、自分の部屋でテレビを見たり、本を読んだり好きなおやつを食べたり自由にしたい、家に帰りたいと言われるのです。それでも施設には施設の決められたスケジュールがありますし、それでトラブルが生じるのです。
中島：トラブル？
担当介護士Ａ：トラブルというより、こちらが林さんの要求に応えてあげられないと、ハンガーストライキというか、食事を拒否されるのです。
中島：しゃべりにくさや飲み込みにくさはありますか？
担当看護師Ｌ：問題ありません。普通に話をされますし、水を飲んでもむせることはありません。家に帰してくれれば食べると言われるのです。
中島：なぜ家に帰ることができないのですか？
担当介護士Ａ：息子夫婦が反対するのです。認知症がある上、腰痛が強くて歩くのもたいへんです。しかも精神病のようなことを口走ります。何かが見える、助けてくれと叫んだりするので気味が悪いと思うのと、そんな状態の年寄りを昼間にひとりにさせておくわけにはいかないとおっしゃいます。火の不始末が心配だし、何か急病になっても自分ひとりでは助けを求めることはできないだろう。それが心配だと言われるのです。

中島：担当看護師のLさん。問題を整理してください。

担当看護師L：はい。

（1）82歳の女性です。

（2）最終学歴は旧制高等女学校卒です。

（3）銀行に数年勤めたあと結婚し、それ以降専業主婦でした。

（4）10年前に夫と死別してからは息子夫婦と同居しています。

（5）5年前から軽度の認知症があります。

（6）1年前激しい腰痛で京都市内の中核病院に入院（初めての入院経験）。腰椎の圧迫骨折でした。

（7）同病院に入院中、異常行動を呈したため、1週間で大阪市の病院に転院しました。
（8）その病院でも退院要求が強く、興奮するため、半年後に当介護老人保健施設に入所してきました。
（9）当施設でも退院要求が強くかつ、幻覚と思われる症状が出現しています。
（10）鎮痛薬、睡眠薬、精神安定剤が引き続き処方されています。
（11）家族はこの状態で自宅に帰ることは無理との意向です。
冒頭に書いた「先生、この方の病名は何ですか」という担当介護士の質問に答えるため、林さんの息子の妻を呼び、彼女の立ち会いのもとで林さんを診察し、そのあと第2回の症例検討会を開くことになりました。

［第2回検討会］
黒い大きなものが見えるのです！
私の診察には林さんの息子の妻が同席しました。診察の結果は次の通りです。意識は清明。右利き。発音は正常、会話も正常にできる。視力も実用レベルに保たれている。眼球の動きは左右上下方向で異常を認めない。聴力もほぼ正常。上肢、下肢ともマヒはないが下肢の筋萎縮がある。しかし支えれば起立は可能。両手を軽く持って支えると10mの歩行は可能（歩行補助器を使用すれば300mの歩行は可能）。手の震えはない。筋の緊張度も正常。腱反射は左右の上肢、下肢とも正常。ミニメンタルステート検査（MMSE）25点（30点満点）。このテストについてはあとで解説します。

中島：林さん。ここに入られて何日くらい経ちますか？
林さん：もう1か月になります。先生もう家に帰らせてください。知らない人ばかりですし、食事も私には合いませんし。
中島：1か月になりますか。そうですか、お食事が合いませんか。ここの食事は栄養士がいろいろ工夫して、皆さんの口に合うように作っているのですが。あなたには合わないのかもしれませんね。
林さん：別に料理がまずいというのではないです。盛り付けもきれいにしてくれてはるし。ただ私の好みに合わないというか……。
中島：そうでしょうね。何十年も生きてこられるとその家の味というか隠し味なんかもありますしね。
林さん：そうです。お正月のおせち料理もみんな私が作ったんでっせ。暮の25日ごろから黒豆やごまめ煮たり、くわい炊いたりそれはもう大騒ぎでした。私の母が全部教えてくれはりました。
中島：くわいですか。それもご自分で。京料理として有名ですよね
林さん：くわいはアクが強いので、アク抜きをせんならんのです。それさえすればあとはそんなに面倒なことおへんのです。
中島：おせち料理、今は全部デパートですよ。デパートで売ってますね。
林さん：そうです。うちでも5、6年前からそれで済ますようになりました。何か味気ないですな。
中島：お雑煮はお味噌ですか？
林さん：そうです。白味噌です。違いますか？
中島：私は東京出身なので、澄ましです。お餅も角餅です。
林さん：そうでした。聞いたことあります、それ。うちは丸餅で白味噌しか食べたことおへんけど。

食べ物の話題は心を和ませる働きがあります。かなり打ち解けてきたところで、話題を変えることにしました。

中島：ところで、あなたは夜お休みになっていて、何か恐ろしいものを見たとか。

林さん：そうです。何や人の姿が見えたんどす。人やと思いましたが、それに黒い飛行機が一緒に飛んでいるのも見えました。その飛行機を大きな男が両腕をぐるぐる回して掴もうとしはるんです。恐ろしかったです。

中島：何時ごろ見えたのです？

林さん：明け方やったと思います。外を見たら空が白み始めたから、そうやと思います。

中島：あなたは夢を見ていたのではないですか。私がその場に居たら、私にも大男や黒い飛行機が見えたのでしょうか？

林さん：あんなのが見えるのは普通とは違うと思います。先生には見えなかったと思います。

中島：あなたと私、どちらが異常でしょうか？

林さん：そら、見えない人の方が正しいんと違いますか。私が病気やから……。

林さんを診察する様子をスタッフもお嫁さんも見ていたのですが、林さんの目の動きを調べたり、診察用ハンマーで手足を軽く叩いて反応を見る検査などには何の表情も見せなかったのに、私との会話には驚いたようです。一様にびっくりした顔で押し黙ったままでした。

そこで、診察の結果をまとめることと、林さんの今後をどうしたら良いかを考えるために討論形式で進めることにしました。

中島：私の診察をご覧になって、林さんの神経学的な症状はどのようなものだったでしょう。神経学的などと言うと専門的すぎて答えにくいと思いますが、おおまかにでも良いですよ。

介護士B：歩けるのにびっくりしました。前の病院からは、「移動は車椅子で」という報告でしたから、こちらもすべて車椅子移動だったのです。

担当看護師L：少なくとも手は左右ともマヒはなかったですね。先生の検査では目をつぶってもらっても両手は同じ高さを保っていましたね。

中島：あれはバレー検査と言って、上肢のマヒを調べるもっとも簡単な検査です。右のマヒがあれば、目をつぶらせたとき、右手が下がります。林さんは肘で曲げてもらった手をそのままに保つように命じて、腕を伸ばそうとしましたが、力は強かったですね。左右ともです。

看護師M：それなのに、足の力、脚力は手に比べて弱いように思いましたが。何とか歩ける程度だったと思います。

中島：たしかに上肢に比べて下肢の力は左右とも落ちています。これはなぜだと思いますか。私は診察のとき、さりげなく林さんの太腿とふくらはぎを握ってみました。ふにゃふにゃでした。表現は悪いけど、水気のなくなった、鶏のささみのようでした。ぱさぱさと言っても良いでしょうか。筋肉が極端に減っているのです。これは何という病気なのでしょう。筋肉の病気でしょうか？

看護師M：私の息子の同級生に筋ジストロフィーの子がいました。

中島：そんなむずかしい病気を最初に出さなくても。

看護師M：寝てばかりいたからそうなったのですか。もし家の人が頑張って歩かせていたら筋肉はしっかりしていたのですか。

中島：その通りです。使わなかったからです。あるいは使わせなかったからと言っても良いでしょう。皆さん、宇宙飛行士をご存知でしょう。あんなに元気な若い人が、3か月も狭いロケット内で、しかも無重力の環境で生活していたらどうなりました？　地球上に戻ってきたときは、歩くどころか立つこともできなかったではありませんか。筋肉を使わなかったので消えてしまったのです。リハビリテーションを何か月もしてやっと歩けるようになったのです。使わないで縮んでしまったので、不使用萎縮《ふしょういしゅく》と言うのです。林さんはまさにこれなのです。しかし今Mさんは良い質問をされました。いくら年を取っていても身体さえ動かしていれば筋肉はがっちりとまるで若者のように維持できるかと言えば、そうはならないのです。最近サルコペニアという言葉が医学会で注目されるようになりました。

看護師M：何ですか、そのサルコ……。

注目され始めたサルコペニア

中島：サルコペニアとは最近注目されるようになった医学上の考え方です。まだ十分に解明されているわけではありませんし、専門的なことですから詳しくお話しはしませんが、高齢者をお世話する上で大切なこともあります。皆さんも気付かれると思いますが、お年寄りが手術を受けて少し長く入院すると、その後の回復が驚くほど長引いてしまうでしょう。認知症が進むだけでなく、足腰も弱りリハビリをしないと歩けなくなりますね。われわれはそれを当たり前だと思っていましたよね。長く寝ていたんだから仕方がないと。手足を使わずにいたから筋肉が痩せてしまったのだと思うわけです。しかし、どうもそれだけでなく、年を取ること（これを加齢と言います）で必然的に、①筋肉そのものが痩せる、②筋肉が持っている本来の力がなくなる、③それらのことで本人の活動性が低下する、この3つのことを加齢性サルコペニアと言うことにしたのです。加齢性サルコペニアのほか、長期間ベッド上生活が必要になる心臓病や肝臓病や消化吸収障害にともなって生じる二次性サルコペニアもあります。

看護師M：治療法はあるのですか？

中島：二次性の場合はまず原因となる病気を治さなければなりません。特に胃腸の病気です。これを治さないことには食べたものを消化し吸収することができないからです。加齢は避けられませんから加齢性サルコペニアは理論的には避けられないことになります。

看護師M：ここに限らず、どこの高齢者福祉施設にも高齢者が入っておられるので、避けられないと言われても。このまま黙って見ておけ、ということですか。

サルコペニアにどう対処する？

中島：それは介護スタッフとしては辛いですね。研究者の間でも加齢性サルコペニアを何とかしようという機運が高まっています。最近の研究では良質のタンパク質（魚、赤身の肉、鶏卵など）と野菜を少し多めに摂ることと運動することで、先ほど挙げた①筋肉の痩せ、②筋力の低下、③活動性の低下、がこれ以上進まないようになることがわかってきました。摂取したタンパク質はビタミンと一緒になって初めて筋肉に変わりますから野菜が必要になります。果物でも良いのですが、甘味の多い果物は肥満になったり、糖尿病を悪化させるので注意が必要です。もうひとつサルコペニア対策として重要なのは運動です。

介護士B：ここの施設でやっている程度の運動で良いのですか。

中島：そうです。ここはけっこうリハビリ体操も含めていろいろやっていますね。大切なことは、患者さんや利用者さん自ら身体を動かしてもらうことなのです。しかも、重力に逆らう運動ですね。このことを負荷《ふか》をかけると言いますが、身体に負荷をかける運動をしてもらうのです。私は、毎日散歩をしています。自宅近くの公園が散歩コースです。公園の池の周りを1周すると1500mです。1日に3周から5周歩いていたのですが、サルコペニア対策で私もメニューをひとつ加えました。公園には丘に上がる石段があり頂上まで200段です。ここを2往復するのです。初めは息切れしてしまい、途中で2回休みましたが、2か月続けることで一気に頂上まで行くことができるようになりました。頂上から、京都市北部の町が見渡せますし、春には鶯の声がすぐ近くで聞こえます。

担当看護師L：そもそもサルコペニアとはどういう意味ですか。

中島：ラテン語ですね。サルコは「筋肉」、ペニアは「減少」の意味で、合わせて「筋肉減少」になります。サルコペニアは造語です。

先生、この方は認知症？

ケースワーカーW：先生、林さんは認知症なのでしょうか？

中島：あなたはどう思いますか。

ケースワーカーW：私はないと思います。なぜって、私よりいろいろなことをよく知っています。ことわざなども教えてくれました。昨日も、「あなた〝情けは人のためならず〟っていうことわざ知ってはりますか」なんて言われました。私が「うっ」と詰まっていると、「これはね、人に親切にしておくと、自分が困ったときに親切にしてもらえるということよ。あなたは私にやさしいから、きっと良い報いがあるわね」ってウインクしてくれましたもの。

中島：認知症のある、なしだけれど、はっきりしている場合は問題がありませんよね。もうかなり進行してしまって、家族の人も誰だかわからなくなっているような人の場合などは。しかしこれは家に訪問して調べる場合などにしばしば見られることなのですが、一見患者さんがしっかりしているように見えて、ごまかされることがあるのです。質問しても上手に答えるというか、すらすらと返事をしてくれるので、問題なしと判定されてしまうのです。

担当介護士A：私は認知症があると思います。私が夜巡回しているとき、そっとドアを開けてライトで様子を見ると、黒いお化けのようなものが襲い掛かってくる、と言ったのです。私の方が驚いてしまいました。あんなこと認知症でなければ言わないと思います。だって認知症テキストに書いてありました。認知症で幻覚を呈することがあるって。

介護士C：私もそう思います。認知症の主な症状は判断力の低下であると本に書いてありました。判断力が低下しているからこそ、あんなことを言うのだと思います。

林さんの自宅退院作戦！

中島：認知症と幻覚に関しては、あとで少し詳しく説明しようと思います。林さんのいちばんの問題点は何でした？

担当看護師L：退院の要求が強いこと。服薬の種類が多いことです。

中島：そうでしたね。ここは介護老人保健施設（老健）ですから本来の目的、つまり老健は自宅に戻るための施設であるという目的、にチャレンジする意味で、林さんを自宅に帰す作戦を立ててみましょうよ。林さんの退院要求とたくさんの薬を飲んでいることとは関係があるでしょう。もちろん鎮痛薬は読んで字のごとく痛みを取る薬です。しかし、痛みを含めて感覚あるいは知覚というものは主観的要因が強いですよね。医者が「そんなに痛いはずはない」と思っても、患者が「自分は痛いのだ」と言えばそれまでですしね。知覚メーターなど痛みを測定する機械はないことはないけれど、完璧なものではありません。しかし林さんは痛みの広がりや、仰向けに寝てもらって足を上げていくにつれて痛みが強くなることから推定すると、たしかに末梢神経性の痛みはあると思います。鎮痛薬は1種類だけですか？

担当看護師L：1種類です。しかしロキソプロフェン60㎎を1日3回飲んでいます。

中島：朝昼晩、食後に？　多いですよね。82歳でしょう。

担当看護師L：はい。「胃に穴が空いてしまいますよ」と言っても聞かないのです。

中島：あとは睡眠薬とマイナー・トランキライザー？

担当看護師L：夜中に騒ぐのです。夢を見ているのか、幻覚なのか隣の部屋の人が目を覚ますくらいの声を出すので睡眠薬と、それに昼間はスタッフを見ると「帰る、帰る」とたいへんなので精神安定剤を処方しているのです。

中島：退院要求とたくさんの薬を飲んでいることとは関係があると最初に言ったのはこのことです。その薬は、前の病院からのものをそのままですか？

担当看護師L：そうです。薬品名は違いますが中身は同じものです。

中島：さっき、私が林さんは果たして認知症だろうかと質問したのに対して、あると言われた方、ないと言われた方がいましたね。私はどちらも一理あるなと思いながら聞いていました。われわれは年を重ねていくにつれて物忘れが目立ってきます。よくある物忘れは、人の名前が出てこないというものです。テレビを見ていて俳優や歌手の名前が出てこないことは皆さんも経験があるでしょう。番組が終わったころになって、ああ三船敏郎だった、映画監督は黒澤明だったなどと次々に名前が出てくることがあるでしょう。もっとも、今言った名前を挙げる人じたい、かなりの年寄りだとわかりますね。もっと若い人はどんな俳優を知っているのでしょう。俳優の名前をあとで思い出すのは、物忘れのうちでも質《たち》の良い物忘れです。ど忘れというものです。

身体的には林さんは健康！

私は、診察の内容をわかりやすくスタッフと家族に解説しました。身体的には林さんは驚くほど健康であることがわかりました。はっきりしているのは頑固な腰痛です。これは、年を取ることによって進行していた骨粗しょう症が極限に達していて、昨年9月に背骨の腰の部分、腰椎が骨折したことによって生じたものです。腰部椎体骨骨折《ようぶついたいこつこっせつ》と言いますが、通常それが起きるのは、高いところから飛び降りたとき、尻餅をついたとき、重いものを前かがみの姿勢のまま持ち上げたときなどで突然生じるものです。うんと年を取った人では、特に何かをしたときではなく、椅子にドンと勢いよく座っただけでも生じることがあります。骨のレントゲン写真やCTを見ると、椎体骨が押し潰されて、正常の骨の半分の厚さになっています。椎体骨圧迫骨折《ついたいこつあっぱくこっせつ》と呼ばれるゆえんです。通常、この骨折は激しい痛みを引き起こします。痛みのために起き上がることもできなくなるほどです。

私の義母がそうでした。掃除をしようとして重い紫檀の机をほんのわずか畳の上を滑らせただけなのに腰に激痛が走り、動けなくなっています。机の端を掴んで強く引っ張ったからです。痛みは3週間続いたあと徐々に薄らいできました。しかし、圧迫骨折のときに、骨と骨との間にあるクッションも潰れて後ろに伸び、感覚神経を傷付けました。これを椎間板ヘルニアと言うのですが、そうなると痛みは慢性化して長引くのです。義母の場合、幸い不自由なく歩けるまで回復しました。

椎間板ヘルニアにかかった多くの人は精神的にも参ってしまい、いつまで経っても痛みが身体に「住みつく」ようになるのです。この痛みは精神状態によって増強されるので厄介です。

林さんの悪循環

ところで、ひどい痛みで動けなくなった林さんは救急車で病院に運ばれ、検査の結果、背骨が折れているので安静を命じられました。おしっこもベッド上でることになったので、膀胱内にカテーテルが挿入されてしまいました。これまでお産以外に入院をしたことがなかった林さんは、自分が重い病気になったのだと勘違いしました。腰だけでなく背中全体から肩まで痛みが広がりました。安静を強いられたため身体を動かさずにいたので筋肉の血の巡りが悪くなり、痛みを発する物質ができてしまったのです。そのため鎮痛剤が大量に処方されました。

その結果、食欲が落ち食べる量も減ったので点滴静注が始まりました。絶対安静と言われ身体を動かすこともできず、仕事が済んだあと面会に来てくれた嫁も9時の消灯時刻には帰らなければなりません。それまで自宅で気楽に暮らしていた林さんにとっては環境ががらりと変わりました。全身の痛みに耐え切れず、ナースコールのボタンを押し続け看護師がその対応にかかりきりになったことで、精神安定剤も追加で処方されました。入院2日後の夜中に、林さんは病室から十数メートル離れた集中治療室に這って行き大騒ぎになったことはすでに報告済みですから省きます。

私は林さんが夜間にせん妄状態に陥っていたのではないかと思いました。せん妄とは軽い意識状態の低下にともない生じる特殊な精神症状です。幼児や高齢者など脳機能が未熟な状態の人に生じるのですが、身体に負担がかかったとき、たとえば熱が出たときや、精神安定薬や鎮痛薬の服用が引き金になることがあります。

もしかして、中脳性幻覚症?

しかしひとつだけ除外しておかなければならない病気があります。実は、私は報告を聞いて瞬間的に中脳性幻覚症（大脳脚症候群とも言います）を思い浮かべました。これは脳幹部と呼ばれる場所に異常が生じたときに見られる幻覚です。正常な人でも意識が薄れがちな時間帯は夕暮れ時や明け方ですが、病気としての幻覚もこの時間帯に現われやすいのです。猫や鳥などの小動物や人物などがいきいきとした動きをともなって現われます。しかも白黒映画ではなくカラー映画のような鮮やかな色の動物や人物であることが多いのです。その上、見た本人もそれが幻覚であることを認識しているとされています。この中脳性幻覚は１９２２年にフランスのレールミットという医師が報告しました。その特徴は、

（1）小動物、人物、風景が目の前に見える。

（2）いきいきと鮮やかにしかも色彩を帯びて見える。

（3）本人はそれが異常な現象だと思っている。

（4）夕暮れ時、明け方に出現しやすい。

です。脳の中脳の一部である大脳脚と言われる場所に、出血や腫瘍などができることで生じるものです。

本人と、診察に立ち会ったお嫁さんにＭＲＩを撮ることを提案し、その検査の結

果、大脳は軽度の萎縮を示していましたが、年齢を考えると特に異常とは言えないこと、大脳脚にも異常がないことがわかりました。では林さんの異常行動は何によるものでしょうか。夜間のせん妄によるものでしょうか。そうだとすればせん妄が生じない工夫が必要になります。そこで、林さんには次のような説明をしました。

「明け方に見たという黒い飛行機やその飛行機を掴もうとして腕を振り回している大きな男は、錯覚でしょうね。これまで住み慣れた家からこの場所に急に来ることになって部屋の様子が変わったり、たくさんの薬を飲むようになると脳がそれに対応できなくなり幻覚という症状が出てくるのです。それに夜寝ておられるときも看護婦さんが巡回するので、目が覚めてしまうこともあるでしょう。大男や飛行機が見えるとご自分で認め、それは自分が病気だからだとも認めていることは、私としてはむしろほっとしているのです。あなたの病気は現在の環境を調整し、今飲んでいる薬を減らしていくことで次第に消えていくと思いますので」

林さんは脳に大きな病気がないと聞き嬉しそうな顔をしました。現在林さんを苦しめている症状もだんだん薄くなっていくという説明にも満足したようです。

最大の難関は家族の納得を得ること

次に、いよいよ林さんの帰宅に向けた大作戦が始まりました。その最大難関は家族の説得でした。その第一歩として私がスタッフに提言したのは次のことです。

（1）林さんを日中は居間で他の利用者と交わらせるようにし、手芸や習字など本人の得意な作業をさせること。理学療法士の指導のもと、歩行練習をする。要するに、生活のリズムにめりはりを付ける。

（2）腰痛を訴えるたびに鎮痛薬を与えるのではなく、腰部や肩をさすってあげながら、訴えを聞いてあげるようにする。

（3）夜間の巡回は安全確認に留めること。夜間でも寝室を薄暮の状態にしておく。

（4）自宅に帰りたいという願望の実現に向けて努力。

①そのためには日中、自宅にひとりでいさせることへの不安を抱く家族への説得。

②試験的に自宅に外泊をしてもらうようにする。

（1）（2）（3）はスタッフの協力が得られました。林さんは折り紙、特に鶴を折るのが得意でした。1日に何十羽も折って糸で通してリハビリテーション室に飾ってくれました。女学校時代に書道に没頭しただけあって習字も上手でした。教えてほしい利用者もたくさん現われ、林さんはそれを引き受け、嬉しそうでした。スタッフは利用者の安全確認のために夜間も頻繁に巡回しますが、引継ぎ時に発熱や腹痛などの報告がない限り、「寝息を覗う」程度に済ませるようにしました。

残りは（4）です。林さんの息子夫婦とは数回面談をしました。しかし2人とも林さんが自宅に戻ってくるのには強硬に反対しました。あんなに腰の痛みを訴え、おかしなことを口走る母を、日中ひとりでいさせるわけにはいかないと言うのです。ひとりで留守をさせておいて、もし何かが起こったら取り返しがつかないし、共働きの息子夫婦は今の状態の母が帰ってくれば、心配で仕事どころではなくなるとも言いました。私は現在の林さんの身体状態および精神状態からは日中ひとりでいることは可能であると説明しました。説明の要点は次のとおりです。

（1）腰の痛みは次第に軽くなってきていること。
（2）施設で暮らしているとどうしても自分のしたいことができず、それが重なると、鎮痛剤や精神安定剤の要求が多くなること。仕方なくそれを飲んでもらうと日中はうつらうつらし、夜中に熟睡ができず、薬の副作用と重なりせん妄状態に陥ること。

（3）そこでリハビリテーションスタッフも加わり、体操をしたり、折り紙や習字もしてもらったこと。

（4）折り紙と習字は昔から得意であったので、林さんには教師役をお願いし皆から感謝されるようになったこと。

（5）それにつれて、これが重要なことなのですが、最近は痛みや幻覚も少なくなったこと。

そしてとにかく週に1回で良いから、日中自宅で過ごしてもらってはどうかと提案したのです。家族の心配はもうひとつありました。あるいはこれがいちばんの気掛かりであったかもしれません。いったん施設から退所すると再入所できないのではないかという不安です。

そこで、そのようなことは決してないことを約束しました。自宅での生活が無理なら、いつでも施設が引き受けると約束したのです。お嫁さんの提案で林さんは携帯電話を持つことになりました。操作が簡単な、電話を掛ける相手は息子とお嫁さんのみで、かかってくるのもその2人のみに設定してもらいました。この携帯電話の操作を林さんはすぐに覚えました。

まず、日中ひとり暮らしを試みる

息子夫妻の納得が得られたので、第1回の「昼間のひとり暮らし」を水曜日にしました。水曜日はお嫁さんがフレックスタイムを利用して出勤時間の調整ができるからです。林さんを介護施設から自宅に連れて来たあと午前10時までに会社に着けば良いのです。

林さんの昼ごはんはお嫁さんが出勤前に作っておいたサンドイッチで済ませました。林さんは自宅でテレビを見たり、本を読んだり、折鶴を作ったりして静かに過ごしたようです。腰が痛い、歩けないという電話は息子夫婦に入りませんでした。この「実験」がうまくいったので、林さんは毎週水曜日を自宅で過ごすようになりました。施設に戻っても腰痛を訴えて痛み止めを要求する回数が減りました。食欲が出始め、給食は残さずに食べるようになりました。1か月で体重が39kgから45kg

に増えました。

「昼間のひとり暮らし」がうまくいったので、今度は試験外泊を試みることにしました。自宅に外泊とは妙な表現ですが、最初は1泊2日にしました。林さんも息子夫婦と孫もお互いに緊張していたのか、その夜は全員が寝不足になったそうです。私たちの指導で、林さんの寝室は20ルクスくらいの明るさにしてもらいました。トイレに通じる廊下も同じ明るさにしました。報告によると林さんは夜中に2回トイレに行ったようです。しかし、夜中に大声を出したり、歩き回ったりといった行動は見られませんでした。

そこで外泊の日数を2泊、3泊と延ばしていきました。そしてついに林さんが待ち望んでいた「自宅に帰る」ことになったのです。自宅で飲む薬は、1日1回朝食後に飲むロキソプロフェン60㎎1錠のみでした。まだ腰痛が軽度に残っているからです。

林さん自宅に帰る！

林さんはついに自分の家に帰ることができました。腰椎骨折による激しい痛みで発症してから9か月目に待ち望んでいた夢が叶ったのです。この施設に入所中も見られた腰痛と全身痛、それに奇妙な幻覚はいったい何だったのでしょう。たしかに最初に入院した病院では激しい痛みがあったことは明らかです。何しろ背骨（腰椎骨）が折れていたからです。

症例紹介で介護士のAさんが説明されましたが、解説も兼ねてもう一度まとめてみましょう。この症例はたった1症例ですが他の患者さんや利用者さんの介護にも役立つことがたくさん含まれているからです。

これまで大きな病気をしたことのなかった林さんにとってはこの激痛はたいへんな驚きと恐怖であったに違いありません。何か悪い病気の始まりかと思ったことでしょう。病院で整形外科医から絶対安静を命じられベッドから動くことはできなくなりました。排尿も排便もベッド上でしなくてはならず、排尿に関しては安静を保つために膀胱内にカテーテルが挿入されました。これも林さんにとっては異常な事態であり屈辱的でした。いっそう病気の重症感がただよいます。さらに飲み薬として鎮痛薬と精神安定剤が処方され、意識がもうろうとなりました。判断力が低下しているので自分がどこにいるのか、何をされているのかわからず、そこから逃れようとしてベッドから降りて集中治療室に入り込んだのが第一段階です。ベッドに連れ戻され、家族の同意のもと四肢の抑制がなされ、精神安定剤が注射されました。もうろうとした意識のもと手足の自由が利かない本人にできることは叫び声を上げることでした。なぜ自分が安静を保たなければならないか、つまり背骨が潰れてそのための痛みが生じていること、その治療として現時点での大原則は安静を保ち、潰れた骨の周囲の炎症を抑えることが理解できなかったのです。

林さんは認知症のため、そのことが理解できなかったのでしょうか。認知症の判定に用いられる国際的検査であるＭＭＳＥ（エム・エム・エス・イー）テストは25点でした。23点以下を認知症の可能性ありとするこの評価法からは、林さんが認知症とは判定できません。しかし、元来聡明であったこの方からすれば認知機能の低下が始まっていたのかもしれません。このような状況で私たち介護スタッフが林さんにしてあげられることはあるのでしょうか。もし、家族あるいは親戚の者が一晩ベッドサイドに付き添って、痛いという腰の辺りを撫でながらこのように話しかけたならどうなったでしょう。「年を取ると骨がもろくなるのね、それで腰の骨が何かのはずみで崩れてしまったようですよ。今いちばんの薬はじっと寝ていることだとお医者さんがおっしゃっていました。そうすると崩れた骨もやがて固まってきて、痛みも治まります。でも動かないでいるとそれでも身体が痛くなるし、辛いけれど1週間ほど我慢しましょう。痛み止めもお医者さんが出してくれました。ほらここにあるでしょう」。聞いてもすぐに忘れてしまうようであれば（そうなるとMMSEテスト25点でも、認知症初期の可能性が大ですね）、繰り返し説明をしてあげる必要があります。

元来健康であった高齢者が強い痛みをともなう骨折に襲われました。その治療として与えられた鎮痛剤や精神安定剤、病院や施設といった異常な環境に置かれたことが誘因となってせん妄状態に陥り、幻覚を引き起こしたのでしょう。その幻覚が消えたのは服薬と生活環境の調整を行ったからです。中脳に異常がないことはその後の経過でも明らかです。

MMSEって何ですか？

介護士B：ありがとうございました。先生ははじめ担当の看護師さんと介護士さんの説明や討論を聞かせていただき、ひとりの利用者さんをそれぞれの立場から観察して意見を出し、介護計画を立てることの重要性とそれによる効果がよくわかりました。ところで、ＭＭＳＥという言葉が出てきますが、少し説明していただけますか。認知症を判定する検査だというくらいの知識しかないのです。

中島：ＭＭＳＥとは、１９７５年にアメリカ合衆国のフォルスタインらが開発した、メンタルテストです。Mini-Mental State Examination、略してＭＭＳＥと言うのです。認知症があるかないか、あるとすればどの程度かを簡単に調べることができるので、現在は世界中で用いられています。質問は６つの項目に分けられます。①現在の年、月、日、季節などを問う時間の認識、②ここはどこか（病院、自宅など）、住所を言ってもらうなどの場所の認識、③記憶力、④計算力、⑤言語能力、⑥図形能力などを調べるものです。満点は30点です。いずれも簡単な内容なので年を取っていても多くの人が答えることができます。23点以下が認知症であると判定されます。

介護士Ｂ：検査をするには何か資格が必要ですか。

中島：心理士や臨床心理士、失語症の治療にたずさわる言語聴覚士もこの検査を得意としていますが、誰でも検査者になることはできます。検査をする上で注意することがいくつかあります。まず、畳みかけるように質問をしないことです。入学試験のような、振り落とす試験ではありませんから、やさしく、ゆっくりと、大きな声で質問しなければなりません。高齢者は耳が遠くなっていますから特に注意が必要です。補聴器を用意しておくか、聞こえる方の耳元に話しかけるなどの配慮が要りますね。

メンタルテストではプライドを傷付けないように

中島：それから、プライドを傷付けるような問い方をしないようにしてください。検査を受ける人の中には、メンタルテストと知ってショックを受ける方もいます。私自身反省したことがあります。計算力を問う問題は、100から7を順に引いていくのです。このとき私は「さあ、これから簡単な計算をしていただきます」と言ったのです。患者さんの顔がこわばりました。私は「計算をしていただきます」と言ってから始めるべきだったのです。答えてもらって点数を付けるテストのでき栄えは患者さんの精神状態にも左右されます。本人にまったくやる気がなければ0点になるでしょう。ある患者さんにこのテストをしましたが、何を聞いても

「わかりません」でした。しばらくして、どうもおかしいと精神科に紹介したら、うつ病ですとの返事がきました。
看護師D：私もMMSEをやってみたことがあります。高学歴の認知症の方でしたが、プライドが高い男性の方です。認知症がかなり進んでいたのですが、女に何がわかるか、といつも上から目線の人でした。認知症の程度を知るためにMMSEを項目順に聞いていったんですが、答えることができず、逆に「俺を馬鹿にする気か」と怒鳴られました。
中島：そのような方にMMSEの質問票を前にして質問しても意味がありませんね。私は、雑談から始めます。よもやま話から認知症のある、なしを知ることができるからです。10年も前の経験をお話しします。83歳の井岡さんという男性です。外来でこんな会話を交わしました。
「井岡さん、東京大学を出られたあと士官学校で歴史を教えておられたそうですね。軍人に歴史を教えることは、きわめて重要だと私は思っています。何しろ国の将来を背負って立つ軍人の背骨を作るようなものですから」。この言葉で井岡さんの顔は緩みました。そして、「コウコクシカン」って知っているかと聞かれてこっちがどぎまぎし、しばし沈黙していたところ、「コウコクシカンというのはな、スメラギのコウで天皇のこと、コクは国のこと、シカンは学問的立場のことだ。要するに日本の歴史は万世一系の天皇を中心に作られてきたということだ。わしは士官学校でそのことを生徒に教えていた」といつになく饒舌でした。

「井岡先生はいつごろまでその皇国史観を含めた講義を士官学校生徒に教えておられましたか」「終戦まで。昭和20年8月15日の天皇陛下の玉音放送をもって不本意ながら戦争は終わった」「そうすると、今から何年前になりますか、おおよそ」。そこで井岡さんの沈黙が始まりました。井岡さんの妻によると敗戦後は旧制中学の教諭になり、それが新制高校学校に移行したあとも教諭を続け、最後は校長で退職したそうです。しかし校長を3年間勤め上げたことも記憶にないそうです。最近は簡単な計算もできなくなり、本人もそれを自覚しているのか、新聞や牛乳の集金人が来ても応対に出ません。妻は朝刊を渡して「お父さん、今日は何日でしたっけ?」と聞くと、新聞の上部の日付を見ながら答えることはできるのですが、数分後には月も日も忘れています。再度新聞を見て確かめるという判断力も失われています。

このような方に、「さあメンタルテストを始めます」と順序立った質問を矢継ぎ早にしていくことは意味のないことです。プライドを傷付けられた人は立腹して、検査そのものを拒否するでしょう。腕時計を見せて「これは何ですか」などと問えば、たとえ答えられなくても、「怒り」の反応を返してくるのです。それより、机の上にさりげなく用意しておいた文房具の中から、「すみませんが、ボールペンを取ってくれませんか」「ついでに物差しもお願いします」と質問方法を変えてみるべきです。いわばMMSE変法ですが、拒否的態度で点数が増えないより、答えてもらう工夫で点数を上げる方が、その人の実態を的確に表していると思います。

日本製長谷川式認知症スケール

介護師B：日本にも認知症検査があるそうですが。

中島：あります。精神科医である長谷川和夫先生がMMSEのフォルスタインとほぼ同じ時期に作った、長谷川式認知症スケールというのがあります。内容はMMSEとほぼ同じで、しかもこれも30点満点ですが、20点以下が認知症と判定されます。これらの検査を行う際に注意しなければならないことは、先ほどの看護師さんのケースのように、プライドを傷付けないことのほかに、不安や恐怖心を与えないことです。もうひとつは家族に対する注意です。家族の中には、次に受診するときのために特訓をする人がいます。「お母さん、今日は11月10日ですよ、月曜日、さあ言ってください。〝季節は？〟と聞かれたらどうしますか。秋ですよ、秋。夏なんて答えないでくださいね」などと患者さんを苦しめる人がいます。そのようなことは百害あって一利なしです。特訓をしたら覚えることができるのは受験生です。覚えられないから病院に来ているのです。

第5章　認知症の治療

認知症の治療には大きく分けて2通りあります。薬を使う方法と使わない方法です。さらにもうひとつ大事な治療があります。よく言われている脳トレ、脳のトレーニングです。この脳トレは過大評価されていたり（もちろん過小評価も）、コマーシャリズムに乗りすぎていたりと誤解される部分がありますので本書では示さず、目下準備中の『認知症の介護の実際』（仮題）に詳しく述べることにします。

元に戻りますが、薬を使う方法と使わない方法と言っても、薬を使っているから他のことは一切しないで良いということではありません。同様に薬を使わないと決めたからどんなことがあっても使わないというものでもないのです。使わないということはもっぱら介護やお世話で対応することですが、薬を使って患者や利用者の精神状態を安定化させた上で介護をした方がスタッフからの指示が入りやすくなり、介護がしやすくなることがあります。結果的に利用者に大きな福音をもたらすのです。しかし本章では便宜上薬物療法と、薬を使わない非薬物療法に分けて解説することにします。

1　薬物療法

アルツハイマー病の薬は本当に効くのか

中島：本日は認知症の治療について皆で話し合いをしましょう。まず薬物療法についてです。簡単に説明し、そのあと討論に入ります。

実は認知症の治療はたいへんむずかしいのです。私たちはこれまでにいろいろな病気にかかりました。風邪などは毎年かかります。安静にしていると数日で治るのですが、もし熱が出たら熱冷まし（解熱剤）を飲んだり注射をします。歯痛や腰痛などの痛みには痛み止め（鎮痛剤）を飲むことも多いでしょう。このように、ある症状を抑え込む治療のことを対症療法と言います。それでは、認知症の対症療法はあるのでしょうか。残念ながら現在のところありません。

認知症の代表例であるアルツハイマー病を例に取りましょう。現在、日本では4種類のアルツハイマー病薬（抗アルツハイマー病薬と言います）が発売されています。この薬に関する各製薬会社の説明書（効能書）を読めばわかるのですが、「アルツハイマー病の認知症症状の進行を抑制する」と書いてあるのです。「この薬を飲めばアルツハイマー病は治ります」とは書いてないのです。アルツハイマー病は記憶力の低下や、判断力の低下などがゆっくりではあるが確実に進行する病気です。多数のアルツハイマー病患者を、抗アルツハイマー病薬を飲んだ群、飲まなかった群に分けておよそ2年間比較した結果、薬を飲んだ患者は飲まなかった患者に比べ症状の進行が遅かったことがわかりました。決してアルツハイマー病そのものが治ったわけではありません。

看護師N：でも最近認知症に関することが新聞でもテレビでもやたら増えました。特に認知症の治療薬がこれまで1種類しかなかったのに今では4種類になったと報道されました。それだけ市民の関心が高まったのでしょうね。

中島：そうです。患者数が増えているので家族の負担や不安が大きいこと、治療薬の登場が長い間待たれていたこともあって、マスコミがフィーバーした面もあります。これまで自分の家に認知症の人がいることを隠していた家族も自分たちだけでは面倒が見きれなくなり周囲に応援を求め始めたこともあるでしょう。

介護士D：でも患者さんの家族はテレビや新聞などで認知症を治療する薬ができ

たという情報を仕入れてきて、「これでもうおじいちゃんの病気は治るらしい」などと喜んでいますよ。私もたしか、治療薬と書いてあったのを目にした記憶があります。

中島：さっきも言いましたが、製薬会社が作成した医師向けのドラッグ・インフォーメーションにも「アルツハイマー型認知症治療剤」の見出しがあるのですが、ずっと読んでいくと効能・効果という項目があり、「アルツハイマー型認知症における認知症症状の進行抑制」となっています。薬事法上は効能・効果に書かれていることが正式なのです。

介護士D：それでは中島先生はどうお考えですか。本当に今挙げられた4種類の薬はアルツハイマー病の進行を抑えると思っていらっしゃいますか。

中島：うーん。やってみなければわからないというのが本音です。薬ごとに飲ませ方が違いますから、決められたように飲んでもらいます。だいたい1か月くらい飲んでもらった時点での家族の反応を私は重視します。もちろん患者の反応も見るのですが、家族の反応が大切です。家族は正直です。疲れ切った、無表情の顔は薬が無効であったことのしるしです。処方した方の半数がそうです。一方、家族の明るい顔を見ると私はほっとします。多少なりとも薬が効いているからです。82歳の母親を車椅子で連れてきた息子さんがこう言いました。

「先生、あれは不思議な薬ですね。母が変わったんです」「変わった？　悪い方に？」。ついネガティヴに受け取ってしまいます。「いえ、私が車椅子に乗せてやろうと母さんを抱きかかえたとき、すまないね、こんなことさせて、と言ったんです。今まで一度も言ったことなかったんでっせ。ほんまに驚きました。高校生の孫娘にも同じこと言うんです。食事の介助をしてもらったことに、ありがとうと。それで娘は喜んで、『こんなおばあちゃんなら、私これからも看てあげるわ』と言いました」「物忘れの方はどうでした？　良くなりましたか？」「全然。今日もここに来る前まで、まだ朝ご飯食べてないと言い通しでした」

息子さんが言われるのは、母親と会話ができるようになった、短い単語のつなぎ合わせではあるが、とにかくコミュニケーションが可能になったことでした。その中に労いの言葉が入っていることで救われると息子さんは言うのです。このような状況が1年半ほど続きましたがそれが限界でした。次第に言葉数が少なくなり、家族の識別ができなくなりました。その時点でアルツハイマー病薬は中止することになりました。その後、息子さんの妻が手術を受けるために入院したことで、母親は緊急に特別養護老人ホームに入所となり、そのまま現在に至っています。2年3か月経った今、両手はよく動くのですが、意思の疎通は失われた状態です。

看護師N：今先生が紹介されたケースは、1年半ほどでしたが薬が効いたのですね。家族も満足されて良かったと思います。その方は先生の外来診察を受けておられたので、医療保険の適応でしたから薬価の高いアルツハイマー病薬も使えたと思います。私は介護老人保健施設で働いていますが、入所された方が気の毒だと思うのは、それまで飲んでいた薬が、入所するといきなり打ち切られてしまうことです。全部ではありませんが、値段の高い薬はほとんどと言って良いほど確実にストップです。

中島：今あなたがおっしゃったケースはおそらく医療制度上の問題によるものでしょう。その方は家におられたときは、私がさっき紹介した女性と同じように医療保険で治療を受けていたのです。入院でも外来通院でもすべて医療保険のもとでなされるのです。治療に必要な薬の代金も自己負担分を除いて医療保険から支払われますから、患者は病院や医院の窓口で自己負担分だけを支払えば良いのです。原則かかった費用の30％が自己負担分です。たとえば実際の薬代が1か月に2万円なら患者は6000円窓口で払います。残りの1万4000円は保険組合が負担します。ところが介護老人保健施設を利用すると、入所したその日から介護保険に切り替わり、医療保険は使えなくなります。介護保険のしくみや料金に関しては医療ソーシャルワーカーさんが詳しいので説明してもらいましょう。

介護老人保健施設の医療費は「まるめ」

医療ソーシャルワーカーX：介護老人保健施設を例に取って説明します。なお介護老人保健施設は私たち仲間内では、「老健《ろうけん》」と呼んでいます。長い名前の中から老人の老と保健の健を抜き取ったものです。そして、老健に入所した方を患者と言わず利用者と言います。まあ、病人ではなく単に施設を利用している人というニュアンスを持たせたのでしょうね。要介護3の利用者が1か月入所した場合、老健が受け取る介護報酬は加算条件によって（たとえば看護師さんが何人その施設で働いているかなど）若干の違いがありますが、標準的施設であれば京都市の場合、約28万8000円になります。このうち利用者本人の負担額は、その10％に食費実費などを加えた約8万円になります。本人の希望で個室に入所する場合の個室料金は本人持ちです。この介護報酬額は3年ごとに見直すと決められていて、２０１５年がその年に当たりますが、２０１５年4月以降、２・２７％引き下げられるようです。しかし国は施設に対し、職員特に介護職員の給料は上げることを求めています。施設に渡す金は減らすが、給料は上げてやれと言うのです。

老健に入所中、そこの医師の診察を受けて薬が処方されても、その費用はすべて施設持ちという決まりなのです。診察料や薬代はあらかじめ決められた介護報酬額にすべて含まれているという考え方なのです。これを「まるめ」と呼んでいます。

介護士Ｅ：それはおかしくないですか。だって、お年寄りはそうじゃなくても病気がちで、腰が痛い、眼がかすむ、身体が痒い、おしっこが漏れる、病気だらけじゃないですか。その人たちを施設の先生が診察して治療をしたら診察料を払うのが当たり前だと思いませんか。たとえば要介護3の人が入所したとして、今ソーシャルワーカーさんが言われたように、施設が29万円ほど受け取っても、職員の給料や建築費のローン、土地代、電気代、水道代、事務費、利用者送迎用の車両代、ガソリン代、修繕費などの支払いでたいへんでしょう。その上、診療費まで全額施設が負担するとなれば、できるだけそれを抑えようという経営判断が働くのは当たり前だと思います。うちの施設でも風邪をひいて食欲が落ち食べなくなった利用者さんには、1日に点滴を500㏄から1000㏄しています。そうしないと死んでしまいますから。その点滴の代金ももらえないなんてひどすぎます。

中島：それが常識的な考えでしょうね。しかし、介護保険制度が2000年4月から始まるにあたっての取り決めなのです。もともと介護保険は今後増えてくる高齢者対策として制定されたのです。病気で入院・治療を受けた高齢者に長期間病院を占拠されてはたまらないということです。だらだらと入院されては医療費が嵩みますし、だいいち若い働き盛りの人が病気になったり、事故で大怪我をしてもすでに高齢者が入院していて空きベッドがなければ入院できないことになります。だからといって、まだ十分に回復していない年を取った患者に自宅に帰ってくださいとは言いにくいでしょう。そこで考え付いたのが老健です。ここでリハビリテーションなどを受け、家で何とか自立した生活ができそうだと判断された時点で家に戻ってもらうことにしたのです。老健を中間施設、つまり病院と自宅の間にある施設、と呼ぶ理由はここにあります。中間施設であって病院ではないので、そこでかかる費用は従来の医療保険は使えません。その費用は、２０００年4月から始まった介護保険から支払われることになったのです。

介護士Ｅ：中間施設でも良いですが、そこには診察室もありお医者さんもおられるのでしょう。老健には必ずお医者さんがいなければならない、特別養護老人ホームは非常勤の嘱託医がいれば良い、と何かの本に書いてありました。

中島：その通りです。繰り返しますが、国の考えはこうだったのでしょう。高齢者が急性の病気になって病院に入院した。心筋梗塞や脳卒中や肺炎などです。ガンも入るでしょう。それはたいへんな病気ですから高齢者であっても病院でしっかり治療してもらっても良いですよ。このように高齢者だからといって差別せずに、医療サービスを提供した点はすばらしいと思います。しかし、急性期治療が終わればすみやかに中間施設に移ってもらうことにしたのです。

主婦Ｙ（ボランティア志望）：たしかに一見すばらしいプランですが、老健が利益を上げようとすれば、比較的元気なお年寄りばかりを受け入れるようになりませんか。薬は使わずに済みますから老健は儲かりますね。しかしそんなことをすれば介護に手がかかるお年寄りを家で看ている家族はどうなります？　そういった家族は救われませんね。それは不公平だと思います。

中島：鋭い指摘ですね。たしかに症状の軽い人ばかり入ってもらっていれば、施設のスタッフは楽ですね、ちょっと手を貸すだけで済みますから。しかし、そこにはある程度の歯止めがかかっています。介護に手のかからない人は入所できないという決まりです。Xさん。この要介護度の説明をしてください。

介護保険のしくみ

医療ソーシャルワーカーX：わかりました。介護保険制度では身体の不自由な程度を、大きく要支援と要介護に分けています。要支援とは、今すぐ介護を必要とする状態ではないが、そのような状態にならないように適切な支援を提供する制度です。要支援は1と2に分けられます。要介護には要介護1から5までの5段階があります。高齢者施設には、おおむね要介護3以上の人が入所しています。これまでは、Yさんがおっしゃったこと、つまりあまり手のかからない方を受け入れた施設もあったのですが、2015年4月からは入所要件が厳しくなりました。要介護3とは身の回りのこと、つまり服を着る、入浴、トイレのあとの始末などは誰かが介助してあげなければならないし、理解力が低下し、記憶もあいまいになるので金銭の管理も手伝ってもらわなければならない状態です。要介護5は生活面のすべてにおいて介護が必要な状態です。

先ほどは施設入所の場合の諸費用について説明しました。要支援や要介護の人が家に居て各種のサービスを受ける場合はどうなのでしょうか。もちろん介護保険からの支援があります。地域によって若干の違いがありますので、京都市について説明します。

要支援1の限度額は約5万3000円、要支援2は約11万1000円、要介護1は約17万6000円、要介護2は約20万7000円、要介護3は約28万3000円、要介護4は約32万4000円、要介護5は約37万9000円です。この額は絶対にこの全額を使わなければいけないということではありません。この額までのサービスを受けることができるということで限度額と表現されているのです。

中島：ありがとう。要支援や要介護はその程度に応じて受けられるサービスの量が違うことがわかりますね。高齢者の特徴は、この方たちが多くの病気を抱えていることです。火山でいうなら、現在火を噴いている活火山ではありませんが、水蒸気やガスが吹き出している程度の活火山なのです。パーキンソン病を例に取りましょう。この病気は高齢者に多く見られます。症状としては手の震えで始まることが多く、全身の筋肉のこわばりにより歩きにくくなります。前かがみの歩き方が特徴的ですね。このような人はパーキンソン病の薬を飲んでいれば症状はかなり抑えることができるのです。この状態を維持するには薬を飲み続けなければなりません。しかしこの薬は値段が高いのです。自費で買うとすれば、月に数万円はするでしょう。このような患者さんが老健に入所し、利用者になったとたん、老健がこの数万円すべてを負担しなければならないのです。

介護士E：月に数万円ですか、自費ではそんなにするのですか。

中島：それでは実際に計算をしてみましょう。老健の利用者の7割は認知症でその認知症のうち7割はアルツハイマー病ですから、パーキンソン病の人がアルツハイマー病になったとします。アルツハイマー病の薬、これは1錠に含まれている薬の量などで値段が違いますが、1錠が平均350円です。パーキンソン病の薬は効き方が異なる3種類、仮にA、B、Cとし、それらを1日に飲んでもらうとします。Aは1錠が40円で6錠飲むので240円。Bは1錠が350円、2錠で700

円。Cは1錠が270円で1錠、これらを合計すると1日に1560円くらいです。1か月で約4万7000円になります。このほか、便秘の薬、腰痛や膝の痛みに対する鎮痛薬、胃薬が臨時で処方されますから1か月5万円を超えます。今日ここにいらっしゃる皆さんは健康保険で医療を受けていますから実感がわかないかもしれませんね。

医療ソーシャルワーカーX：そんなことありません。私の父はパーキンソン病です。もう発病して4年になります。ホーン・ヤール3度だそうです。それは何とか自分でバスに乗って駅前の本屋さんに行き、前もって注文してあった本を受け取ったあと、隣の行きつけの喫茶店でコーヒーを注文し、ゆっくり休んで帰ってくることができる父に与えられたパーキンソン病の重症度です。今パーキンソン病の薬を3種類飲んでいます。医療保険を使っていても3割負担ですから薬代だけで1か月1万2千円支払います。父は、昔は保険本人なら負担はゼロだったのに、と嘆いています。

中島：そうです。日本の経済が右肩上がりで保険財政が良かった時代は、健康保険本人の医療費は原則無料でした。家族は3割負担でしたが2割になったことがあります。このように医療が受けやすくなったことが、日本人の健康向上につながり、平均寿命が伸びる一因になったのです。それが２００３年に、３歳から69歳までの人は、働いている本人もその家族も含め一律3割負担になってしまいました。こんなに負担率が多くなったのでは、１９６1年以来日本が世界に誇ってきた国民皆保険制度はその看板を下ろさなければいけないと言う学者さえいるほどです。

ジェネリック（後発医薬品）はどう？

介護士Ｅ：老健の利用者さんに戻りますが、それって矛盾してますよね。よし、ここでリハビリを受けて、早く良くなって家に帰ろうと思って入所したのに、薬が切れて身体がガチガチになり寝たきりになるなんて。だからといって施設が自費で薬を買って利用者さんに渡せば、施設が潰れてしまっても困りますし。もっと安い薬を使うという手もありますね。最近ジェネリック、ジェネリックとテレビや新聞で大きく宣伝されている薬はどうなんでしょうか。あれだと正規の薬より4割くらい安いそうですが。なぜあんなに安いんでしょう。

中島：ジェネリックとは、ノーブランド商品、登録されていない商品という意味です。製薬会社は莫大な研究開発費をつぎ込んで新しい薬を開発します。昔は抗生物質、次はガンの薬（抗ガン剤）などでした。そういった薬が世の中に出てくるには１００億円、ものによっては３００億円もかかります。それでも日の目を見ることができずに、消えていくものが多いのです。製薬会社はたいへんなリスクを冒していると言えますね。そこで国は、その努力に報い、会社の体力を温存させようと新製品（先発薬品）には10年から15年間の特許権を認めます。特許期間が過ぎれば、他の製薬会社は自由に同じものを作ることができます。それを後発医薬品と言います。研究開発費は一銭も使わなかったので後発医薬品の値段は安いのです。でも、それって、何か釈然としませんね。人が夜も寝ないで研究して作り出したのに、ちゃっかり横取りするみたいで。

介護士Ｅ：それなら、最初に薬を開発し特許を取った先発薬品の会社は特許期間中に大いに儲けて、特許切れとなったときには後発薬品と同じ値段にして対抗すれば良いじゃないですか。後発薬品会社は損をして売っているわけではないでしょうから、最初に薬を作った会社の強みで有利に営業が展開できるのではないですか。

中島：特許期間中にたくさん売れて研究開発資金も回収でき、さらに莫大な利益金が残ればね。先発医薬品を作った会社はこう言うのです。「うちは先発薬品を作ってきた会社の誇りとして、薬の有効成分にばらつきがないように、また薬の変形などがないように品質管理を徹底しています。それに薬の品切れで患者さんに迷惑がかからないように常に在庫をチェックするなど気を配っています。後発薬品の会社ではとても無理です」と。たしかに日本は薬の値段が欧米の国々に比べて2、3割高いと言われています。流通のメカニズムも含めて考え直すことは必要でしょうね。

介護士E：うちの施設にかぎらず、ほとんどの施設で、入所している人の薬が減らされている理由がよくわかりました。施設としてはぎりぎりのところまで合理化をはかり、節約をするなど頑張ってそれでも削るところがなくなって、利用者さんの薬を減らしたと理解しなければとてもやっていけませんね。

中島：今あなたは合理化とか節約と言われましたが、その中に人件費が含められると、これはもう悲劇としか言いようがありません。そうでなくてもスタッフ、特に介護職の給料は低いのです。これを削ることは許されません。

主婦Y（ボランティア志望）：認知症が進み、パーキンソン病が悪化した方が歩いて施設に入所して来られたのに、必要な薬が高価だからと与えられないで動けなくなり、寝たきりになって肺炎で死亡するなんて悲しいですね。認知症にパーキンソン病が合併している利用者さんには、何としてでも薬を飲んでもらいたいです。良い方法はないのでしょうか。

中島：いくつか方法があると思います。ひとつは、老健での薬価を医療機関での値段の半額以下に設定することです。これは、厚労省管轄の中医協（中央社会保険医療協議会）に決めてもらわなければなりませんが。二重価格制になるのでいろいろな手続きが必要になるでしょうね。もうひとつは、老健で実際にドクターが診察し、この薬が必要だと言っているのですからそのまま医療保険も使えるようにすることです。これらのことは２０１１年から厚労省の社会保障審議会というところで議論されているのですが、まだ結論は出ていないのです。ガンの内服薬、耐えがたい痛みのコントロールのための医療用麻薬、抗ウイルス剤（Ｂ型肝炎、Ｃ型肝炎、エイズなど）は医療保険を使うことができます。

主婦Ｙ（ボランティア志望）：こんなのはどうでしょう。老健に入所している人にいったん専門病院に移ってもらうのです。そこの先生の診察と治療を受け、退院するときに、入院中に飲んでいた値段の高い薬を半年分処方してもらい、堂々と老健に戻ってくるというのは。

中島：介護保険の制度上はそんなに長期の薬を持ち込むことはできないことになっています。しかし現実にはそれが行われているようです。おそらく1から2か月程度でしょうけれど。しかしさっき申しましたが、この問題は社会保障審議会でも審議されているのですから、早く利用者に有利な答えが出ることを願っています。

介護老人保健施設は努力している！

看護師のNさんは老健では値段の高いアルツハイマー病の薬は切られてしまうと嘆いていましたね。しかし、「まるめ」というきびしい介護保険制度のもとでも処方し続けている施設長（医師）はいるのです。そのような努力をしても、時間とともに病気が進行し、薬が効かなくなります。そのようなケースを私も多数経験しています。その場合は家族に説明し薬を中止しています。

一方、理学療法士、作業療法士、言語聴覚士などのリハビリテーションスタッフが医師の指導のもとで適切なリハビリテーションを行うことで認知症の身体機能だけでなく認知機能の改善が得られることが明らかになりました。現在は多くの老健でこのプログラムが取り入れられています。老健の本来の目的は利用者の介護ですから、そのことに情熱を燃やしているスタッフはたくさんいます。薬を使わずに利用者が落ち着いた生活を施設で送ることができればそれに越したことはありません。しかし薬を使ったほうがリハビリテーションに無理なく導くことができ、他の利用者さんと円満な関係が保てる人もいるのは事実です。医療保険で薬が使えると良いと私は思っています。このあと、いろいろな症例が紹介されますから、皆でじっくりと考えていきましょう。

興奮や暴力を振るう高齢者にどう対応する？

看護師O：認知症の方のお世話をしていてたいへんなのは、徘徊したり、幻覚や妄想などが出て、興奮が激しくなることです。大声で怒鳴ったり叫んだりするだけでなく暴力行為さえあります。私たちスタッフが叩かれたり、噛み付かれたり、物を投げ付けられることもあります。スタッフはそれを予知することができるので、何とかそれを避けることはできるのですが、問題は他の利用者さんが被害者になることもあり頭を痛めています。これをうまくコントロールできれば良いのですが、どうしたら良いのでしょう。

中島：たしかにこれは認知症の方をお世話していていちばん問題になることですね。いわゆる周辺症状をどうするかということでしょう。行政当局や利用者の家族は、利用者にはやさしくしてほしい、人権を損なうようなことはしないでほしい、薬は決められたものを適正に使ってほしいと要求してきます。それは当たり前のことで、医療や介護の現場でスタッフはその要求に応えようと頑張っています。しかし実際はその要求に応えるのはたいへんなことなのです。

介護士F：先生のおっしゃる通りです。私はもうこの仕事を辞めようと思ったことが何度もあります。

こう話し始めたのは「中島塾」に初めて参加した介護士Fさんでした。ケアマネジャーからこういう勉強会がある、と紹介されてやってきたのです。討論をじっと聞いているおとなしい若者だと思っていた彼が、急に大きな声で話し始めました。

介護士Ｆ：認知症のお年寄りですが、昼はウトウトと眠ってばかりいるのに、夜中になると元気になるのです。先日もベッドから起き出して、叫び声を上げて歩き回りました。転倒でもして骨折されてはかないませんので、急いで駆け付けて手を引いてベッドに連れ戻そうとすると、腕をつねられる足は蹴られるで、こっちがあざだらけです。やっとの思いでベッドに戻しても、10分も経たないうちにまた徘徊です。翌日施設長に報告して、何か方法はありませんかとお聞きしても、「薬ではどうもならん。そこをちゃんとするのが介護スタッフの腕の見せどころじゃないか。相手の話をじっくりと聞いてやりなさい」と言われるのです。話を聞いてあげようにも、夜勤は勤務者が２人しかいませんしとてもそんな余裕はありません。施設長は現場を知らないのです。

中島：これは手厳しいね。施設長は現場を知らない、ですか。今、Ｆさんの言われたケースはざらにありますよ。あなたの施設だけじゃない。それでは症例研究を通してこの問題を皆で考えてみましょう。担当者の方お願いします。

担当看護師Ｐ：症例は82歳の男性。77歳の妻との２人暮らしです。町役場に事務職として勤めるかたわら、日曜や祝日には家業である農業を手伝っていました。これまで大きな病気はありません。退職後は農業を奥さんと一緒にやっていましたが、70歳を過ぎたころから、農地の大半を他人に貸し、自分たちは庭続きの畑で2人が食べる分だけの野菜を作ってきました。数年前から物忘れがありましたが、食事、入浴、トイレなどはすべて自立していたそうです。

中島：これまで大きな病気はしたことがないとのことですが、入院歴、手術歴はないということですか。

担当看護師P：はい。30代で虫垂炎になり1週間入院したそうです。役場での健康診断は毎年受けていましたが、空腹時血糖値が120（mg／dℓ）で少し高いくらいなので、特に治療は受けていなかったとのことでした。

中島：それでは現在の症状を説明してください。

もうひとり妻がいると言う夫

担当看護師P：はい。半年前から物忘れが進行したようです。それまでは新聞を丹念に読む人だったそうですが、興味を示さなくなりました。でも庭先での農作業はちゃんとできていたそうです。そのうち、昼と夜が逆になるような生活になり、

3日前からそれがいっそうひどくなったということで、長男と相談した結果この病院を受診することになりました。

中島：私が診察したので、あとは私から説明しましょう。患者の田畑さんは、新聞を手にしても読まずにウトウトするようになりました。日課にしていた畑にも行こうとしません。そして夜中に寝室から出て行き居間でテレビを点けたり、食堂に行き菓子を見付けてきて食べたりしたのです。妻が理由を聞くと、「何時かわからないのでテレビを点けた。このテレビ何も映らん。壊れている」とか、「腹がへった、まだ飯を食っていない」などと言ったそうです。妻が「こんな真夜中だからテレビはやってない」「夜ご飯はちゃんと食べていますよ」と説明しても納得しないので、かかりつけ医に連れて行きました。そこでの検査の結果、軽い糖尿病があるので甘いものを欲しがったのだろうが、年も取っているので、厳格な治療は必要ないと糖尿病薬のグリクラジド20mgを朝食前に1錠だけ処方されたとのことです。

しかし、1か月ほどして、つまりここを受診する3日前に奇妙というより気味が悪いと妻が思うようなことを田畑さんがしたのです。夜中に寝間から出ていくので、トイレかと思いましたが、なかなか戻ってきません。妻が行ってみると、居間の真ん中に座ってぼーっとしており、部屋の中は衣類や雑貨類が散乱していました。タンスの中のものを全部引っ張り出したのです。そして「金《きん》の仏像がなくなった。あんた知らんか」と妻に言いました。そのうち、夫の顔つきがいつもと違うのに妻が気付きました。「そんなもの初めからうちにはあらへんよ。おじいさん何言うてはるんです」と妻が答えると、「あんた誰や。何でここに居るんや。何してんのや。大きな仏像どこに持って行った。うちの家宝や」と真面目な顔をして大声を上げました。「私ですがな。あんたの妻です。よう見とくなはれ」と妻が大きな声で言うと、夫ははっとしたような顔付きになり、「そんなこと、いちいち言わんでもわかってる。もうひとり女が居たんや。どこ行ってしもうたんやろ。おまえによう似た顔しとったわ」と言いました。

もう遅いから寝間にいって休もうと言っても言うことを聞きません。夫の手を引いて連れて行こうとすると、妻の手を振り払い、部屋に放り出してあった古い革のカバンを手に取り妻に投げ付けたのです。こんな暴力を振るったことはこれまで一度もなかったそうです。妻は、自分ひとりでは手に負えないと思い、長男に電話をかけました。車で5分くらいのところに住んでいる長男はすぐに駆け付けました。

長男が説得してもだめでした。長男が夫の相手をしてくれることになり、妻は寝間に戻り休みました。

長男によると、明け方まで独りごとを言いながら、部屋の中を歩き回っていたそうです。翌日も同じでした。心配した長男は夕食後から様子を見に来てくれましたが、午後10時ごろ夫は玄関に行き、妻に向かって「おい、支度しろ。家に帰るぞ」と言ったのです。長男が、「ここは親父とおふくろの家じゃないか、俺もここで育った家だ」と言っても夫は聞き入れません。玄関先で夫と息子は揉み合いになりました。夫は息子の手を振り払い歩き出したので、やむなく息子は懐中電灯を持って夫と一緒に歩くことにしたのです。交通事故を心配したからです。およそ3時間歩き回りました。途中、自動販売機で暖かいお茶を買って飲ませました。かなり疲れたようなので、それを見計らって、もうすぐ家に着くからと、もと来た道から一筋離れた道を選んで家に戻りました。自分の家の門が眼に入るや、田畑さんは小走りに玄関まで行き、「おい、今帰ったぞ」と言ったそうです。

長男も妻もこの2日間振り回されてくたくたです。おまけに妻は2日前顔にカバンを投げ付けられ額の中央に傷ができましたが、1日経って両目の周囲が真っ青になりました。まるでパンダのようです。これでは夫も妻も共倒れになるし、長男も心配でとても仕事に行けないということで、受診することにしたのです。これが受診するまでの概略です。何か質問はありますか。

看護師Q：田畑さんは若いとき、精神科に通ったことはありませんか。

中島：良い質問ですね。奥さんにお聞きしましたが、少なくとも結婚してからは精神疾患にかかったことはないそうです。ただ5年くらい前に、それまでは活発に動き回っていて、町内会のお世話や庭の畑仕事も頑張ってやってきたのに急に元気がなくなり、あまりしゃべらなくなったそうです。長男の奥さんが、「お義父さん、うつ病みたい」だと言ったそうですが、精神科に連れていくほどでもないので、そのままにしたとのことでした。

さて、神経内科的診察の結果アルツハイマー病と判断されましたし、脳の画像検査でも脳萎縮が認められました。発症したのは数年前、つまりうつ病みたいだと言われたころと考えられます。しかし別に時間に追われるような仕事をしていたわけではありませんから、日常生活の上で支障がなければ家庭内では特に問題になることはありませんでした。物忘れも「年を取ればこんなものだろう」と家族は考えていました。

ＢＰＳＤが出た

それが、ちょうど梅雨が長引き水嵩が増してダムから一挙に放水が始まるように、ある時点で激しい症状がほとばしり出たのです。つまりＢＰＳＤ（ビー・ピー・エス・ディー）が出現したのです。

介護士Ｆ：ＢＰＳＤって何ですか？

中島：認知症の患者は単に記憶障害や判断力が低下するだけではなく、病気が進行するといろいろな症状を出すようになります。暴力を振るったり、家の中を熊のように歩き回ったり、果ては外に出て行ったまま行方不明になったりと行動の異常が出ることがあります。それだけではなく、知らない人がいる、大きな熊が庭にいる、押入れに泥棒が隠れている、家族が財布を盗ったなどと言い出します。これら幻覚や妄想は認知症の心理症状と言い、これらをあわせて認知症の行動・心理症状（Behavioral and Psychological Symptoms of Dementia：ＢＰＳＤ）と称しています。認知症の主な症状は記憶障害や判断力の低下ですからこれを中核症状と言い、行動・

心理症状を一括して周辺症状と言います。この治療は症状が多彩で、しかも刻々と変わり、さらに相手が高齢者であるため使える薬に制限がかかるなどがあり実はたいへんむずかしいのです。

介護士G：私の施設の認知症専門病棟でもそのような利用者さんが大勢います。そこではさっき介護士のFさんが言われたように、利用者さんが暴れたり興奮したりしています。施設の経営上のことがあるのでしょうが、高い薬は使えないのでその病棟に行くといつもざわついています。いくら介護力を発揮してうまく抑えろと言われてもそうはいきません。スタッフもたいへんです。

中島：Gさんは F さんと同じ老健で介護士として働いているのですか？

介護士G：いえ違います。同じ上京区内ですが。私もケアマネジャーさんに勧められて「中島塾」に参加させていただきました。

高齢者施設は介護が生命線！

中島：高齢者施設は介護が生命線です。ていねいな介護で利用者に接することが原則です。それはその通りですが、介護だけですべてがうまくいくわけではありません。急に熱を出したり下痢をしたりする人もいるでしょう。その方たちがすみやかに病院に行くことができ、適切な治療がなされれば問題はないのでしょうが、そうはいかないこともあります。病院によっては高齢者と聞いただけで受け入れを渋るところもありますね。そのときにはやむを得ず施設で治療をしなければなりません。やさしい介護で熱が下がったり、下痢が止まることはありません。もちろん原因が単純な熱発《ねっぱつ》や下痢であれば介護で対応可能なものもあります。氷枕や、腋の間に氷水を入れた袋を置いたり、お粥を少量与えることで対処できるものもあるでしょう。しかし介護には限界があることも知っておく必要があります。毎年、高齢者施設でノロウイルス感染による多数の死亡例が報告されますが、利用者を隔離し、静脈注射で水分補給を十分に行えば死なさずに済むのです。つまり適切な医療も必要なのです。高齢者施設においては、介護はもっとも重要なサービスであることは間違いありませんが、それに寄りかかりすぎるのは危険です。

カイゴのゴカイ

看護師R：先生は介護の現場でも必要な薬は使うべきだと考えておられるのです

か?

中島：もちろんです。必要な薬と適正な量で治療すべきです。その方が、介護がしやすくなりますから。

介護士F：先ほど説明されたBPSDの利用者さんにはどう対応されますか。

中島：アルツハイマー病を例に取りましょう。現在日本で使用されているこの病気の薬は4種類あります。それぞれ一長一短、薬の効果が微妙に異なりますし、病気の進行度によっても使えるのと使えないのがあります。しかし共通しているのはどの薬もそれを使用することで、家族や周りの人たちとのコミュニケーションが取りやすくなるということです。私もそれを期待して4種類の薬を使っています。結論として、すべての患者に効果があったとは言えませんでしたが、なかには家族から感謝された症例もありました。それから、これらの薬を使用したら、元気になりすぎたり、怒りっぽくなった症例もありました。元気になるのは薬のプラス面ですが、それを通り越して怒りっぽくなるのはマイナス面です。それでは困るでしょうから服薬を止めましょうと言ったところ、家族に「昔のおじいちゃんに戻ったみたいだからこれで良い」、と言われ複雑な気持ちになることもあります。

看護師R：そのマイナス効果が出てしまったのでは薬としては失格でしょう。当然、服薬は中止するわけですね。

中島：一般論としてはね。怒りっぽいとはどの程度かは一緒に暮らしていない者にはわからないんですよ。表現の仕方だけでは。怒り狂っているのと怒りっぽいは明らかに違うでしょうけれど。おじいちゃんは昔からちょっとしたことで怒る人だった。それなのにこの病気になってからは、一日中家に閉じこもって何もしなくなった、まるでゼンマイが切れた古時計のようでボンとも言わずに部屋の隅に座っていると表現した人がいましたが、そのおじいちゃんが怒りっぽくなったのですから、ゼンマイが入れ替ってボンボンボンと鳴り出した時計と同じように感じたのでしょう。これだったら薬を飲んでおいた方が良いと。ですから、このケースでは止めるか続けるかは本人より家族の意見を尊重するべきでしょうね。

介護士G：家族の希望で薬を止めざるを得ないほどのマイナス面としては、どのような例があるのか教えてください。

中島：これは78歳の女性のアルツハイマー病患者さんです。認知機能がどんどん落ちていくので、それまで5㎎であった薬を10㎎に増やしました。増やして2週間経ったころから、夜中に2階の窓を開けて通行人に話しかけるようになりました。元の5㎎に戻したところ1週間でおとなしくなりました。このケースなどは、典型的な薬の副作用と言えるでしょう。

看護師S：私が働いている認知症病棟では、かわいらしいアルツハイマー病と全然かわいらしくないアルツハイマー病の利用者がいます。かわいらしくない、なんて適切な表現ではないのですが、そうとしか言いようがないのです。朝から夜中まで大声で怒鳴っている人、他人のものを手当たり次第に自分の私物棚にしまい込む人がいます。コップや歯磨き、下着まで何でもです。トイレットペーパーがその階のすべてのトイレからなくなったので探したらその方のベッドの下に収まっていました。それらを元に戻そうとすると、〝ドロボー〟と叫んで叩いたり噛み付いたりするのです。スタッフが何人か腕に歯型が残るほど噛まれました。スタッフはそれでも何とか攻撃をかわすことはできるのですが、同じフロアの利用者に手を挙げることがあるので目が離せません。介護士さんには「やさしく接しましょうね、忍耐強く話を聞いてあげましょうね」とアドヴァイスをしていますが、それにも限度がありあます。もう辞めたいと言い出すスタッフもいて困っています。どうしたら良いのでしょう。

中島：この症例はかなりきついＢＰＳＤですね。他にはありませんか。

看護師Ｔ：私もあります。80歳の男の方ですが、強い記憶障害で入所されましたが、性的な問題を引き起こし困っています。私たち女性スタッフに卑猥なことを言うのです。セックスをしよう、などと。言葉だけでなく、身体に触りにきます。それが実に巧妙というか、賢いというか、私たちがその利用者さんのそばを通り過ぎる瞬間を待っていたかのようにさっと触るのです。しかもお尻や胸を実に正確に、です。他の利用者さんにも同じことをし始めたので注意したところ、「俺がしたいことをして何が悪い」と怒鳴るのです。これは何とかしなければいけないとスタッフが対策を考えているところです。

中島：わかりました。ＳさんとＴさんの症例も、認知症患者の典型的なＢＰＳＤを示していますね。Ｔさんのケースはアルツハイマー病ということですが、それに前頭葉症状が加わっているように思いますね。脳の前の方にある前頭葉は理性を司る脳と言われている場所です。そこが故障すると抑制が利かなくなっています。このようなケースに、看護師や介護士をはじめ多くのスタッフがやさしい看護・介護をめざし、自分の手と心を使って接しても、利用者が穏やかになることはありません。

13世紀イタリアのアッシジの聖フランシスコは手を差し伸べるだけで人のみならず空を飛ぶ鳥さえ穏やかになったそうですが、私たちにはそのような力はありません。聖フランシスコは「憎しみのあるところに愛を」と祈りました。もちろん介護施設という環境を例に取れば、そこで暮らしているすべての利用者に愛の心で接するのは基本です。しかし、利用者の心に私たちの思いが素直に響かないことが多いのです。脳の病気が硬いしこりになって立ちふさがり、私たちの思いがすーっと入っていかないのであれば、そのしこりを溶かす必要があります。その溶解剤が薬なのです。薬を使わずにただ介護の技術だけですべてが解決するという介護万能の考えは間違っています。介護万能主義は介護を誤解しています。これを私は、「カイゴのゴカイ」と名付けました。

太陽王ルイ14世

中島：私もきわめて困難な症例を経験しています。スタッフも患者の家族も一体となって取り組んでいるのですが、まだ解決策が見つかりません。それを紹介しましょう。岡井さん、81歳です。78歳の妻との2人暮らしです。

同胞は5人で本人は末っ子です。上4人は女の子だったのでどうしても男の子が欲しいと思っていた両親にとっては、待望の子が最後に生まれたことになります。両親は岡井さんを甘やかして育てました。年の離れた姉たちも弟を可愛がったのでまさにフランスの太陽王ルイ14世のようにわがままに育ちました。その反面、人前に出ると満足に話もできず、おとなしい青年でした。家では威張り散らし、外では猫のようにおとなしい、まさに「内弁慶の空威張り」の見本のような人でした。結婚しても家業の食料品店を引き継いだので自らは額に汗を流して働いたことはなく、すべて「上げ膳、据え膳」の生活でした。

5年前から記憶障害が出ました。判断力も低下し、これまでも気に食わないことがあると大声で怒鳴ったりしたのですが、最近はそれがエスカレートしてきました。夕食を午後6時に食べても、9時ごろにまだ食べていない、早く出せと言うようになりました。昔から言い出したら聞かない人なので、妻は食事を作り始めましたが、遅いと怒り出しテーブルの上にある急須や茶碗、テレビのリモコンなどすべての物を手で払いのけて床に落としました。妻が注意したところ、「わしの言うことが聞けんのか、家から出て行け」と平手で妻の顔を叩きました。思い余って妻と娘が私の神経内科外来に岡井さんを連れてきました。ここまでで何か質問はありませんか。

ケースワーカーW：質問ではありませんが、岡井さんを含めてご家族のことはよく知っています。奥さんは聡明な人で、人付き合いも良く、町内の行事にも参加されるし世話役も引き受けて皆から好かれている方です。岡井さんも別に町内で問題を起こすようなことはなく、いつもニコニコというか挨拶もちゃんとされていました。しかし進んで会話に加わることはなかったですね。奥さんは以前、「うちの人は家の中では殿様で、ちょっとでも逆らえば切腹申し付けられるのでたいへんです」とおっしゃっていたことがありました。

先生、私を早く解放してください

中島：その岡井さんの初診時の状況です。岡井さんはしっかりした足取りで診察室に入ってくるなり、ズボンを下ろし始めました。私は初診の患者には必ず私の名前を告げ、そのあと患者さんに名前を言ってもらうことにしています。これはカルテに書かれた名前と同じかどうかを確認するためと、患者医師間の緊張をほぐすのに役立つからからです。

そのいつもの「行事」を開始する前にパンツを下ろし「便が出んのや、便が。薬」と言いました。「岡井さん、今日診察を受けに来られた理由は、便が出ないのを何とかしてほしいということなのですか」と問うと、「言うとるやろ。薬くれたら良いんや、早よくれ」と大声で怒鳴りました。妻に聞くとこの1週間は便が出ないと言い続けているそうです。近くの医院から便秘薬が処方されて毎日飲んでいるので一昨日は大量の排便がありましたが、本人は便秘だと言い続けているのです。

神経学的診察の結果、アルツハイマー病であることがわかったので、抗アルツハイマー病薬を1週間分処方し、毎週受診してもらうことにしました。4週間経ちました。排便が毎日あることで便秘の訴えはなくなりましたが、家庭内での暴君的行為は相変わらずです。しかし診察が終わり、娘が患者を連れ出したあと、妻は思い余った表情で私にこう尋ねました。

「先生、主人のこの病気、いつまで続くんでしょう」「どういう意味です？　いつ治るかということですか」「あの人と一緒になってから、ずっと耐えてきました。認知症になってから数年間も我慢のし通しでした。この病気は治らんように思います。主人はいつごろまで生きるんでっしゃろ」「家族が良いお世話をしてあげれば、あと数年はお元気ですよ」「そんなに長く生きるんですか」「アメリカのレーガン大統領を御覧なさい。あの人は大統領を辞めたあとアルツハイマー病になりましたが、10年後に93歳で亡くなりました。それでいけば……」「そうですか」と、奥さんはため息とともにそう言って診察室を出て行きました。奥さんは私に、もう耐えられない、私を早く解放して欲しいと訴えたかったのでしょうか。

看護師T：先生のこの患者さんは私が先ほど紹介したケースとそんなに違わないのではありませんか。むしろ私の症例の方が性的な暴力という点では性質《たち》が悪いというか、周りに及ぼす影響が強いように思います。たしかに先生のケースもBPSD症例で、アルツハイマー病の薬ではどうにもならないのでしょうね。

中島：実はこの続きがあるのです。岡井さんは私の勧めで、デイサービスに行ってもらいました。わがままだからとてもデイサービスのスケジュールに耐えられないで帰りたがるのではないかと思いましたが、ちゃんと6時間のサービスを受けて帰ってきたそうです。施設からの報告書には、ほとんど周りと交わることもなく、昼食を食べ、デイルームでテレビを見ていましたが、入浴は拒否したので無理には勧めなかったと書いてありました。夫がデイサービスを受けている間に、妻と娘が病院に話したいことがあると来院しました。妻は涙をこぼしながらこう言ったのです。「先生、こんなことは恥ずかしくてとても他人に話せることではないのですが、先日、先生が、『認知症の患者さんを家で看ていくのはたいへんなことです。家族がかかわるのが基本ですが、昔と違い、今は老夫婦だけになったり、子どもがいても遠くに住んでいたりすべてを家族の負担にするには無理があります。そのために介護保険制度ができたのですから、できるだけ介護保険によるサービスを利用しましょう。そうでなければ家族は介護で疲れ果ててしまい、その結果いたましい事件が起っていることも新聞やテレビで見ているでしょう』と言われたのを思い出したのです。娘にも相談したら、一緒に先生のところに行こうと言いましたのでこうしてお邪魔しました」

妻の話はこうでした。3か月ほど前から、夜中に身体を求めるようになったそうです。もう20年もそのようなことがなかったので、初めは何のことかわからず、トイレに行くつもりで起きて傍らに寝ている自分の布団につまずいて倒れ込んだのかと思ったそうです。そうではなく真剣な目つきで迫ってきたのでびっくりして払いのけたのですが、怒った夫に顔面を叩かれました。その夜は何とか逃れました。夫の一時の気まぐれだと思いましたが、翌日もまた次の夜もです。もう地獄でした。

それだけではありません。1週間前にはトイレに行ったあと、何と陰部を出したまま、廊下を歩いて来たのです。「お父さん、何をしてるの、恥ずかしくないの、早くパンツを穿いて」と叫びましたが、「俺の勝手や」と平然としていました。さすがに外には出て行きませんでしたが、陰部を出したまま30分も部屋の中を歩き回りました。夫は完全に狂ってしまったと思いました。これまでもわがままいっぱいで好き勝手をされ、あまりの辛さに義理の姉たちに仲裁を頼んだことがありましたが、「あんたの尽くし方が足りない」と責められるばかりでした。それでじっと耐えてきましたが、ここまでくれば私だけの手には負えません。義姉たちはあてになりません。それで、近くに住む娘のところに走りました。こんなことを娘に話したくはなかったのですが。娘は一部始終を聞いて、私を叱りました。何でもっと早く知らせてくれなかったの、と。

看護師Ｔ：私もそこまでひどいＢＰＳＤは聞いたことがありません。それで奥さんは夫の要求をはねつけて済んでいたのですか。

ついに抗精神病薬を処方する

中島：いいえ。最後は要求に応じたそうです。「いっそ、この人を殺して、私も死のうと思いました」と泣きながら言いました。それで私は気付きました。「主人のこの病気はいつまで続くのでしょう」と彼女が真剣な表情で私に聞いたことを、です。もう私は耐えられないとのサインを出したのですね。もっと早く気付いてあげるべきでした。それで私は抗精神病薬を使う決心をしたのです。

看護師Ｔ：効果はありましたか。

中島：試行錯誤の連続でした。いや、過去形ではありません。まだ十分ではありません。人に薬を使っておきながら不穏当な言い方ですが、そうなのです。この種の薬を処方すると、いつもやり切れない思いがします。医療事務の職員が、「先生、カルテに診断名を付けてください。統合失調症が抜けています」と言ってくるのです。薬と病名の一致が保険診療の基本ですから、事務員が要求するのはもっともなことです。時には、「てんかんの病名がありません」と言われることもあります。

看護師T：先生は、この患者さんに実際に統合失調症の薬を処方されたのですか。

中島：使いました。ここでは具体的な処方内容を述べることは控えますが、初めは非定型抗精神病薬をごく少量から使いました。それでも効果がなかったので、その倍量を処方しました。それでも効果がなかったのですが、幸いふらつき、眠気、無気力などの副作用も出ませんでした。それで、抗てんかん薬を追加することにしました。少量の1錠から始め、それを2錠に増やしました。いくぶんおとなしくなったようで、テーブルをひっくり返すことはなくなったと娘が報告してくれました。性的な要求も減ってきたと妻は言いました。そこで「選択的セロトニン再取り組み阻害薬」と呼ばれているうつ病の薬を少量処方したところ、妻は久しぶりに安眠できるようになったと嬉しそうに報告してきました。時に興奮し大声を発することはありますが、暴力行為もなくなりました。

看護師T：良かったですね。奥さんがあまりにも可哀想でした。奥さんが思いつめてたいへんな事件を起こさなくて本当に良かったと思います。

中島：これはたしかにうまくいったケースでしょうね。しかしハッピーエンドでこのまま治療を継続することは許されないのです。あくまでも向精神薬のうち、抗精神病薬に分類されている薬は、保険診療上はアルツハイマー病には適応外なのです。しかし、２０１３年の夏に厚生労働省からＢＰＳＤに対しての「向精神薬使用ガイドライン」が出されました。それによると、「認知症患者に見られる言動や行動の異常はその人の身体的要因と環境要因に基づくことがあるので、まず薬を使わずに何とかできないか努力をしてみるべきである」と書かれています。それでもだめな場合、「中等度から重度のＢＰＳＤ、特に興奮や攻撃性が強く、あたかも精神病のような症状を呈している患者には抗精神病薬を使っても良い」としています。副作用として転倒、起立性低血圧、ぐったりするなどの症状が生じるので注意深く観察しなければならないのです。私は、そのことを家族などにきっちり伝え、承認を得、家族から治療を受けることに同意した旨の文書を取ることにしています。

他の認知症の薬物治療

認知症はアルツハイマー病だけではありません。第３章の「認知症の種類」の項で簡単に解説してあります。そこに示した認知症の治療は、これも特効薬があるわけではありません。脳卒中後遺症である血管性認知症に対しても、記憶力や判断力が回復するような特効薬はありません。血管性認知症は脳卒中にともなって発症したのですから、第1回の脳卒中は仕方がないにしても、脳卒中の再発だけは避けなければなりません。脳卒中を2回、3回と繰り返すたびに、階段を1段ずつ降りるように認知症の症状は進行していくからです。したがって血管性認知症の「治療」は、脳卒中再発のもとになる病気を治療することになります。高血圧症があればその治療、糖尿病があればその治療、脂質代謝異常（高コレステロール血症など）があればその治療などです。ウェルニッケ脳症については説明を要しないでしょう。

2　非薬物療法

利用者と手をつないで2時間半

中島：認知症の人にどう対応するかは、今までお話ししたように実にさまざまです。病名は同じでも、症状は微妙に、あるいは大きく異なります。ちょうど顔が一人ひとり違うのと似ています。薬を使わずに、認知症の人に対応できないものでしょうか。介護の現場では、それこそ「いのち」をかけてそれに取り組んでいる方たちがいます。私が以前働いていた施設にもそのような方が何人もいました。今日はそのようなスーパー介護士さんのお話をしましょう。

介護士G：その介護士さんは何歳ですか。もうベテランなんですね。

中島：ええベテランですね、介護の。でも年齢はベテランと言うほどではありません。あなたと同じくらい、30ちょっと過ぎたくらいでしょうか。

私はそこに勤め始めて3か月、とても手に負えないと思われる利用者さん（中山さん、76歳女性）に出会いました。自分の意思に反して無理やり入所させられたと思っている中山さんは、「家に帰る、戸を開けろ！」と叫んでいました。そして、施設のドアのノブをがたがたさせ、開かないとわかるとドアを激しく叩き、叫び声を上げていたのです。他の入所者はおびえたように3人、5人とかたまって廊下や部屋の隅にうずくまっています。介護士が何か話しかけていますが、その内容が聞き取れないほど中山さんは「帰る、帰る」と大声で叫んでいました。

私はその現場を通り過ぎて1階上の会議室に行きました。入所判定会議（入所希望者にその適格性があるか否かにつき検討する会議）があるからです。エレベーター内にまで中山さんの声は響いてきました。その中山さんに対応していたのが介護士のHさんだとわかったとき、私は数日前のスタッフ会議を思い出しました。

「私は医師だから、患者でも利用者でもほとんどすべての人は薬でコントロールすることができます。ややこしいケースがあれば、言ってきなさい。ちゃんと介護しやすいようにしてあげるから」と私はスタッフを励ますつもりで言ったのです。脳神経外科医であったころの私は麻酔科で研修を受けました。一瞬のうちに患者を沈黙させ、動かなくさせてしまい、血圧も、呼吸数も、体温までも意のままにコントロールすることができる麻酔技術に酔いしれた時期もありました。そんなことを思い出しながらの発言でした。

でも介護士のHさんがこう言ったのです。「先生方は飲み薬や注射などを使い、さらに手術で患者さんを治します。私たちにはそのような技術はありません。でも私たちには介護技術があります。この技術を持って身体ごとぶつかっていくしかありません。それでかなりの効果があると思っています。もちろんいくら頑張っても空しい結果に終わることもありますが」。そのHさんが中山さんに対応していたのです。

その日の入所判定会議は長くかかり2時間30分ほどでした。もし中山さんがまだ興奮しているなら私の出番だなと思いながら私は3階に降り、介護ステーションに向かいました。そこに介護士のHさんがいました。「中山さんはもう落ち着いたの?」と私は尋ねました。「ええ、ご自分の部屋で寝ておられます」が答えでした。私は理解できませんでした。あんなにひどく興奮していた中山さんがベッドで寝ているなんて。介護士のHさんは次のように説明してくれたのです。

彼女は大声でわめきながら棟内を急ぎ足で歩く中山さんと手をつないで歩きました。棟内は回遊式になっていて1周が80mです。中山さんは娘や息子の名前を呼び、介護士のHさんに向かって「電話、電話」と言いました。家族に電話して迎えに来させろと要求したのでしょう。孫の名前を聞き出した介護士のHさんは話題を孫に切り替えてみました。孫が大学生になったり小学生に戻ったり定かではありませんが、孫の話になると中山さんさんは穏やかな顔つきになりました。それでも歩くことを止めません。ドアがあれば叩き、ノブを回しそして歩きました。中山さんは息切れがし、汗が噴出してきました。頃合いを見て介護士のHさんは介護ステーションのそばのソファを指差して、「中山さん、私はちょっと疲れました。喉が渇きました。あそこで休ませてください。あなたもご一緒にどうですか」と言いました。中山さんもソファにどんと腰を下ろしました。それを見て介護士のHさんは急いで介護ステーションに行き、ミルクをたっぷり入れたホットココアを作って中山さんに勧めました。中山さんはコップを両手で包むように持ち、ゆっくりと全部飲み干しました。「ああおいしいわ」と言いながら。介護士のHさんはもう1杯勧めました。それもおいしそうに飲みました。そして中山さんはこう言ったのです。「私疲れたからちょっと休ませてもらうわ」。そう言って彼女はソファに横になろうとしました。「中山さん、そこは明るすぎるし、人も通るからご自分の部屋に行きましょうよ」「そうやな。そうさせてもらいましょう」

介護士のHさんに手をつないでもらい自分のベッドに行くと、寝巻きに着替えることもせず、中山さんはそのままベッドにもぐり込みすぐに寝入ってしまいました。Hさんはあえて夕食を与えることをせずそのまま翌朝まで寝かせておいたのです。

介護士G：これが非薬物療法ですか。でも夕食抜きですね。

中島：そう、夕食抜き。たしかにそこはむずかしい問題ですね。ルール通り、規則正しくやるのが良いのか、現場での判断を優先させるのか。特に高齢者で注意しなければならないのは脱水の問題です。脱水そのものがせん妄を引き起こすし、血圧低下の原因にもなるし、血液が濃縮されて脳の血流が悪くなるので脳卒中を引き起こすこともありますから。しかし、介護士のHさんは中山さんにホットココアをマグカップでゆっくりと2杯も飲ませているんですね。ここがベテラン介護士のすごいところでしょうね。

看護師T：先生ならどうされました。判定会議が済んでもまだ中山さんが騒いでドアをどんどんと叩いていたら。

中島：精神安定剤を少量飲ませるでしょうね。しかし、飲まないでしょうし仮に口に含ませても、吐き出してしまうのではないですか。確実なのは注射です。それでも興奮が治まらないのであれば睡眠薬の注射で眠らせてしまうでしょう。ですから中山さんが歩き疲れてベッドに行き、そのまま寝てしまったところまでは知っていましたが、ホットココアを2杯飲ませていたというベテラン介護士ならではの対応を翌日に聞いて、私は負けたと思ったのです。

介護士F：先生は今、「私は負けたと思った」と言われましたが、そんなことおっしゃる先生なんていませんよ。ドクターはプライドが高いし、だいいち、自分がいちばん偉いと思っていますから。

中島：ある利用者にとって介護サービスが医療サービスよりベターであるなら、介護に軍配を挙げるのは当然でしょう。Hさんは中山さんの手をつないで2時間も歩き通したのですよ。それを施設長が認めないで誰が認めるのでしょう。メンツの問題ではないのです。非薬物治療が効果を発揮した症例はまだ他にもあります。

介護士G：それもぜひ聞きたいです。

お金がないから食べられない

中島：理学療法士のPさん、あなたが説明してください。リハビリテーション担当でしたね。

理学療法士P：はい。この方は郷田さん、65歳の男の方です。郷田さんは精神遅滞があったので、十分な学校教育を受けていません。両親が20年ほど前に相次いで亡くなってから、アパートにひとりで暮らしていました。古い市営アパートですから、家賃はほとんど只みたいなものです。

中学校を卒業してからずっとアルバイトのようなかたちで土木作業員をしてきました。朝、妹が作ってくれた弁当を持ち作業場に行き、一日の仕事が終わると現場監督からいくらかのお金をもらうのです。そのお金を握りしめてスーパーマーケットに行き、大好きなあんぱんを2個買って食べ、そのあと行き付けの居酒屋に行きスルメを肴にコップ酒を1杯飲んで帰宅する生活を続けてきました。

しかし、3年前から認知症が始まったようです。精神遅滞がありましたから、そのことに妹は気付かなかったようですが、現場監督が連絡をしてくれたのです。日当を受け取るとその直後に同僚たちから言葉巧みに巻き上げられているようだと。「昨日貸した2000円返してくれ」といった単純な言葉に騙されてしまうのです。以前から乏しかった記憶力が最近いっそう低下しているので、同僚がそれに付け入るのでしょう。とうとう郷田さんは朝起きてもぼーっとしたままで、仕事に行かなくなり、福祉課の世話で、介護施設に入ることになりました。診断は精神遅滞をともなうアルツハイマー病でした。脳のCTでは大脳萎縮が認められました。

中島：郷田さんは入所時からいろいろ問題を起こしましたね。担当介護士のIさん、それを説明してください。
介護士I：長年ひとりで自由に暮らしてきたのに、施設では一定の規則がありそれに従わなければなりません。それがストレスだったのでしょう。夜中にベッドから起きて歩き出すのです。会話は普通にできていたのにしゃべらなくなりました。そして廊下の隅におしっこをして歩くのです。まるで犬のマーキングのようです。さらに、ソファに座って指を口に入れてしゃぶるようになりました。スタッフはたいへんでした。郷田さんが夜中に歩き出すとスタッフは水を入れたバケツとモップを持って後ろからついて歩かなければなりません。そんなことが2週間ほど続きましたが次第におしっこは減ってきました。スタッフは郷田さんの行為を叱ることもせず黙って処理をしましたので、それに安心したのでしょうか。
中島：たしかに自由人であった郷田さんにとっては、今回の環境の変化は大きかったから、それがストレスになっての反応なのでしょうね。
介護士I：もっと困ったことは、郷田さんが皆と一緒に食事をしないことです。朝はパン食ですが、食卓に来るとさっとパンだけ取って自分のベッドに戻り、こそこそ食べるのです。牛乳にもおかずにも手を付けません。昼も夜も食べようとしないのです。これでは身体が持たないと皆が心配しました。ところがたいへんなことを発見しました。食事のあと残飯などを大きなバケツに入れて蓋をし、食堂の調理台の横に置いておきます。時間がくれば給食科の人が集めに来ます。ところが、うろうろその辺りを歩いていた郷田さんが、すばやくバケツの蓋を開け、手を突っ込んで残飯を掻き込んだのです。スタッフが制止する間もなくあっという間にどんぶり2杯分ほどを食べてしまいました。

看護師U：私が郷田さんのフロアの責任者なので、説明します。郷田さんを連れて中島先生のところに報告に行き、診察をお願いしました。その結果、今のところ吐気も腹痛もないので、しばらく様子を見ようということになりました。中島先生は、残飯あさりはこれが初回ではなく入所当初からあったのではないか、そうでなければ1日にパン1個と午後のおやつぐらいでは身体が持つはずはない、兄思いの妹が面会に来て一緒に何か食べていたようだがそれだけでは栄養が不足する。それより、なぜ皆と一緒に食べないでこっそり食べようとするのかその原因を探り、対応するようにと宿題を出されたのです。

それで、私たち看護部と直接郷田さんを担当している介護士さん2、3人でチームを作り郷田さんの事例研究を開始しました。まずわかったことは、やはり中島先生が案じていたように、郷田さんは残飯を入れたバケツからすばやくそれを手で掬い食べていたことです。郷田さんの最初の行動に気付いた私たちはバケツをできるだけ早く給食科に持っていくことにしていたのですが、数分間の隙を突かれたのでした。もっと大きな問題が郷田さんにあることがわかりました。

「郷田さん、どうして皆さんと一緒に食べないのですか。皆さんお話しをしながら楽しそうに食べているでしょう」と問いかけても郷田さんは下を向いたままでした。しばらくして郷田さんはぽつりと、「金があらへん」と言いました。私は「お金がないってどういうこと」と聞き返すと、「金あらへんので買えんのや」と答えたのです。それで「あら郷田さん、お金がないからご飯が買えないと思ってはったの。いらへんのよ、ここでは。お金払わなくても食べられるの」。それでも郷田さんは、頑として食堂で皆と一緒に食べません。それで中島先生にも入っていただいて解決策を立てることにしました。

中島：そうでしたね。いろいろ話し合って出た結論はこうでした。郷田さんはこれまで生活が維持できたのは妹さんの献身的な世話が大きかったと思いますが、もうひとつは、自分で働いて得たお金で食べ物を買って命をつないできたのでしょう。つまり、働いてお金を受け取る、そのお金を払って食べ物を受け取るというパターンは、認知症がかなり進んでいても脳に刷り込まれていたのです。それがここに入所して、定刻に3食が提供されるというたいへんな環境のただ中に置かれることになりました。今は生活保護費を受給していますから、自己負担なしで済むのですが、本人はそのことが理解できません。いくら目の前に食べ物を置かれても払うお金がないので食べるわけにはいかないのです。そこで私がスタッフの皆さんに提案したことは次のことです。郷田さんにここで働いてもらう。そして賃金を払う。その賃金から食事代を毎回支払ってもらう。そうすれば郷田さんも大手を振って食事をすることができる、ということでした。その顛末を話してください。

介護士J：郷田さんは入所者なので、ここで働いてもらうわけにはいきません。だいいち郷田さんにふさわしい仕事などはありません。それでも郷田さんが、「働いた」という実感と同時にそれに対する「報酬支払い」のしくみを作らなければなりません。まず働いてもらう内容を、午前、午後の1時間廊下のモップ掛けとしました。郷田さんがおしっこを廊下の隅でして、スタッフがモップを持って走っていたそのモップです。お金はその日の夕方、1000円の現金払いとすることにしました。そのことを郷田さんの妹さんに説明しました。妹さんは、兄のやる仕事は仕事の内に入らない、リハビリの一環として無料でやらせてくださいと言いましたが、「郷田さん、今日も働いてくれてありがとう。これは賃金です」と言って受け取ってもらうことが重要なのだと説明し納得してもらいました。そして妹さんから2000円を拠出してもらったのです。スタッフは郷田さん専用の会計簿を作りました。郷田さんはスタッフの指導で、モップとバケツを持ち、廊下のモップ掛けをし、1000円の賃金を受け取りました。翌朝、郷田さんは100円硬貨10枚を握りしめて食堂に来ました。200円を支払って、朝食のトレーを受け取りました。昼食も200円でした。3時のおやつは100円でした。夕食は400円でした。郷田さんは皆と一緒に食事をするようになりました。モップ掛け作業をしている郷田さんを見たらスタッフが声を掛けることにしました。「郷田さんのおかげで廊下がきれいになっているわ。ありがとう郷田さん」。やがて郷田さんの廊下での放尿が完全に止まりました。

介護士F：驚きました。工夫すればいろいろあるのですね。私たちももっと頭を柔らかくして考えなければならないと思いました。

中島：そうですよ。郷田さんはこの続きがありましたね。

看護師U：はい。それは私と理学療法士がかかわりましたので、私から説明します。郷田さんは、自分で働いてご飯を食べているんだと思うようになったのでしょう。どんどん明るくなり、人と交わるようになりました。私たちの掃除の仕方が悪いと思うのか、「そこをもっと強くこすらなあかん」などと注意するようになりました。

ところが6か月経ったころ、夕食後、急にぐったりし嘔吐をしました。私たちはひょっとしたらと思いました。以前のように残飯をあさったのかと思ったのです。しかしスタッフに聞いてもそのような事実はありません。バイタルサインは血圧が少し高めである以外問題はありません。翌朝はいつものように食堂に来て食事を一緒に食べ、嘔吐は見られませんでした。念のため中島先生の診察を受けたのです。先生は軽度の意識障害と右上下肢の軽いマヒ、それに頚部が少し固くなっているのに気付き、すぐにCTを撮ることになりました。近くの協力病院で撮ったCTで左大脳皮質下に小さな脳出血が見つかったのです。

脳出血患者を老健施設で看る

他施設の看護師V：脳出血なら、これはもう高齢者施設では無理ですよね。出血だから脳外科のある病院に紹介されたのですか。

中島：結論を申し上げると、うちの施設で看ました。しかし、脳出血と決まった時点でさあたいへんということで看護主任は転出先が決まる前に病院名を空欄にしたままの介護サマリーを書き始めていました。看護主任は私に、「先生、転院先の病院を決めてください。医師の紹介状もお願いします」と言いました。郷田さんの右マヒは午前中より進行していました。私はスタッフに言いました。「どうする、君たち。左皮質下出血、右マヒ。発症は昨夜。マヒが今日になって進行しているのは、脳出血の周りに浮腫が出てきたからでしょう。私の経験ではこの脳のむくみは数日で消えます。そしてこの血の塊はそんなに大きくないので脳神経外科に送っても手術はしないでしょう。大体脳出血は脳神経外科、脳梗塞は神経内科が受け持つと考えているのは日本だけです。問題は、急性期だからと安静第一で精神安定剤や睡眠薬で寝かされていれば身体は硬くなってしまうので、こちらに送り返されてきたときには認知症は進んでいるし、あとがたいへんですよ。君たち、うちの施設で介護をしたらどう?」。このあとスタッフは長い時間をかけて話し合いをしていましたが、中島が、どんなことが起っても最後まで責任を持つなら、ということで、この施設で介護をすることになったのです。理学療法士のPさん、経過を説明してください。

理学療法士P：はい。翌日から身体リハビリテーションを始めました。日中は車椅子に乗せてデイルームに行き、他の利用者さんの動きを見てもらいました。郷田さんに声を掛けてくれる人もいて、郷田さんはまんざらではない顔をしていました。右手は使えるので食事の介助は要りませんでした。1週間後に平行棒内での歩行訓練を始めました。そして2か月経ったころにはほぼ発症前の状態に戻ったのです。病棟のスタッフは、郷田さんを急性期病院に送らなくてもこのように元通りに回復させることができて、たいへん満足しています。

中島：そうでしたね。郷田さんは元に戻りましたね。スタッフは初め、おっかなびっくりというか、腫物に触るかのような扱いを郷田さんにしていましたね。何しろ頭の中に血の塊があるのですから、何かの拍子にそれが増大してはたいへんですからね。もちろん脳内出血を起こした患者すべてを介護老人保健施設で看るべきだと言うわけではありません。病院に送るべきか、送らざるべきかの判断は医師が下すことです。私はこの場合、老健施設で看てあげることが郷田さんにとってベストだと判断したのです。

本日は看護や介護の重要性を話しました。これまでは主として介護にかかわるスタッフの皆さんのご苦労ぶりを紹介しました。こちらが一生懸命にやれば利用者さんはそれなりの反応をしてくれるので、そのことに喜びを見出し、仕事を続ける人もいるでしょう。しかし、認知症が進んだためスタッフが働きかけても無反応に見える人がいるのも事実です。そのような一見まるでお地蔵さんのように見える人はその心までも石のように固くなっているのでしょうか。そうではありません。それどころか実に細やかな感情を持っている方もいるのです。次の方をご覧下さい。

認知症の人の心の豊かさに触れる

72歳の女性、森田さんです。息子さんに連れられて4月の初めに介護老人保健施設の診察室に来られました。髪は無造作に後ろに束ねていて化粧はしていませんでしたが、微笑を絶やさない、物静かな婦人でした。かかりつけ医の紹介状には、

「診断：アルツハイマー病。物忘れが最近進行し、ひとりでは家庭生活を送ることがまったく不可能になったので、施設入所をお願いします」と書いてありました。「森田さん、ご住所はどちらですか」と、私は訊ねました。「○○女子大の寮です」「いつから寮にお住まいですか」「大分前からです」「では女子大の寮母さんをしておられるのですか」

彼女が言いよどんでいると、息子さんが私たちの会話に割って入りました。「2年くらい前から、母は自分が卒業した大学の寮に住んでいると言い出したのです。母の記憶はそのころに戻ってしまったのです」「ではお母さんはあなたを誰だと思っておられるのですか」「それがおかしいのです。私を今の私の年齢の息子だと思っていたり、よしお――私の名前ですが――はどこに行ったのかしら、また真っ黒になって遊んでいるのかしらねえ、あなたに良く似た顔の子ですよ、などと言います。まるで私ともうひとりの小学生か幼稚園の私がいるみたいなのです」

森田さんの夫は10年ほど前に他界しているのですが、夜になると、「お父さんの帰りが遅いわね」などと言い出すこともあるそうです。私は質問しました。

「森田さん、お生まれは四国と伺いましたが、四国のどちらですか」「松山です」

「大学では何を勉強しておられましたか」「国文学です」「あなたのご趣味は何ですか」「俳句を少々やりました」

息子さんによると、大学を卒業し結婚して家庭に入ってからも、句会に入って俳句はずっと続けていたそうです。私は、「俳句ですか。そう言えば松山は正岡子規の出身地ですね。だから俳句は盛んですよね。小学校でも俳句クラブがあると以前テレビで放送していました」と言うと、森田さんは「はい、私は中学生のとき、県の大会に出たことがあります」と笑みを浮かべて答えました。

「どうでしょう、久しぶりに一句詠んでいただけませんか」と私は頼みました。念頭にＭＭＳＥが浮かんだのです。そのテストに文章を書いてもらうのがありますが、俳句でそれに代えようと思ったのです。「俳句ですか。何を詠んだら……思い浮かびません」。森田さんから笑顔が消えていました。私は助け舟を出しました。

「ここに来られる途中の景色などはどうでしょう」

森田さんは、目の前に置かれた鉛筆と紙片を交互に見やりながら、1、2分沈黙しました。そして鉛筆を手に取るとまたしばらく黙ったままでした。私も沈黙を守りました。やがて森田さんはうつむき加減であった顔をゆっくりと上げました。目には涙が光っていました。「先生、〝はいく〟という漢字を忘れました。あんなに長くやっていたのに、思い出せないのです」

しまった、と私は思いました。何とひどいことを彼女に要求したのでしょう。彼女はここに来るまでの沿道の景色、まだ残っている桜並木などを俳句に織り込みたかったのではないかと思いました。あるいはこの施設で生活することの不安や期待を表現したかったかも知れません。それなのに、認知症の進んでしまった彼女の脳からは、自分が詠もうとした俳句の、こともあろうにその俳句という文字そのものが消し去られてしまっていたのです。

「森田さん、俳句という漢字をお忘れになったのですね。私も病名を書こうとして、漢字が思い出せなくて焦ることがよくあります。それで英語やラテン語でごまかすんですよ。漢字、お忘れになったのなら、ひらがなでお書きください。詩でも俳句でもかなで表現している人がいますよね」

彼女はなおも1、2分黙ったままでしたが、やがて鉛筆を執ってこう書きました。

年ふりて　はいくの　はいを　さがしをり

私は俳句に疎いですから、この俳句が優れているのかいないのか、はわかりません。俳句に季語が必須であるなら、これは俳句とは言えないでしょう。種田山頭火の「こころむなしく　あらなみの　よせてはかへし」が俳句ではないというのと同じです。森田さんの句に、あえて漢字をあてはめるなら、

年古りて　俳句の　俳を　探しをり

と、なるのでしょう。そんなことはどうでもいいのです。
ただ、記憶障害という精神機能の低下と必死に闘いながら、いっきに

年ふりて　はいくの　はいを　さがしをり

と書き上げた彼女の心情を思い、私は胸が熱くなりました。白い紙と鉛筆は大学

時代から後の何十年もの間、彼女の日常生活にはなじみの品だったでしょう。それを前にしての数分間は単なる沈黙ではなかったはずです。脳内の神経回路、もうずたずたに引き千切られてしまった回路を繋ぎ合わせ、迂回しながら俳句という漢字を彼女は探したのです。脳のどこかに俳句の文字があるに違いないと探したのです。それに要した数分間は彼女にとってはそれこそ何光年にも匹敵する長い時間だったのです。しかし彼女は「俳句」にたどり着くことはできませんでした。ですから、「忘れをり」ではなく「探しをり」と森田さんは書いたのです。

彼女はもはや自分ひとりで生活することができなくなっていました。家から一歩外に出ると、方向舵を失った船のようにあてもなくさまようようになっていました。ＭＭＳＥという無味乾燥なメンタルテスト12点では「他人の助けなしでは生活していくことは不可能」の冷酷な評価を下さざるを得ないのです。しかしそのような状態であってもなお、彼女の内面にはおのれから欠けてしまったものへの愛惜と悲しみを見事に表現するだけの能力が残されていたのです。医療や介護にたずさわる者はそれに気付かず、あたかも流れ作業のように彼らに接してはいないでしょうか。

私の介護の原点

私が森田さんを診察したのは、介護老人保健施設に勤務してわずか2か月経ったときでした。私の介護の原点はここから始まったと言えるのです。

介護士K：先生自身が森田さんを診察され、彼女の中に隠れていたものに気付かれたのですね。それで先生が生まれ変わったということですか？

中島：まあ、大げさに言えばですね。

介護士K：どうすれば気付くことができるのでしょう。何かコツがあるのでしょうか。

中島：強いて言うならば、時間を掛けて観察することでしょうね。しかし、忙しい現場では、この時間を掛けてというのがむずかしいのですね。その人の心の叫びを聞き取る作業は、こちらがせかせかしているとできません。相手もそれに煽られてしまい、せかせかしますから。よく言われる、「3時間待ちの3分診療」というのがあるでしょう。病院に行って、3時間も待たされたあげく、たった3分で診療が終わったことに対する不満を表現したものです。何もドクターは3分間で切り上げようと思ってはいなくても、押し寄せてくる多数の患者を診察時間内に捌こうとすれば、そうなってしまうのです。時間をかけて診察できる環境が整わなければ、患者さんや利用者さんの内なる声を聞くことはできません。

介護士Ｋ：もし時間がある程度確保できたとしたら何に注意を払ったら良いのでしょうか。

中島：まず静かに観察することです。森田さんの例を取りましょう。あの方は、しばらく沈黙をしていましたが、目にうっすらと涙がにじんできました。感情の変化が見て取れたのです。でも私は、「森田さん、どうかなさいましたか。何か悲しいことでもあるのですか？」とは問いませんでした。私はさらに待ったのです。そうしたら、「先生、俳句という字が書けません」と言われたのです。

それを聞いて、ああこの人は書字障害がある、失書（アグラフィア）である、とカルテにそう書いて診療を終えてしまえばそれでおしまいです。森田さんは中等度のアルツハイマー病ですとスタッフに告げれば、スタッフも「ああそうか、かなり進んだアルツハイマー病だな」でおしまいです。スタッフもそのような人として彼女にかかわるようになるでしょう。たしかに漢字は書けなくなってはいましたが、絞り出すようにして書いたあの「はいく」を見ればわかるように、実に豊かな感情を森田さんは持ち続けていたのです。その豊かな感情を大切にしてあげようという気持ちが自然に私たちの間に湧き上がってくるではありませんか。私たちもお世話の仕方が変わってきますね。このお世話のことを、業界用語で介入と言いますが、私たちの介入方法が違ってくるのです。

スタッフの中にも俳句を楽しんでいる人もいます。自分の作った俳句を披露して、「森田さん、私が作ったこの俳句どうかしら」などと意見を求めた人もいましたし、テレビの教養番組で俳句の時間があると、「森田さん早く、今俳句やってますよ」と、彼女をテレビの前に連れてくるスタッフもいたのです。そうなるとスタッフだけでなく、他の利用者との会話も増えてきて、ごく自然に昔の社会生活に近い環境が醸し出されるようになるのです。

介護士K：たしか、3階のフロア全体で俳句大会をやったことがありましたね。意外に利用者さんが盛り上がって、おもしろい俳句や川柳ともつかない作品があったと思います。古いかなづかいなので私には読めないものもありました。

中島：そうでしたね。旧かなづかいと言えば森田さんに戻りますが、彼女は「年ふりて　はいくの　はいを　さがしをり」と詠みました。若い皆さんは下五《しもご》の「さがしをり」を不思議に思ったかもしれませんが、昔は「おり」とは書かず「をり」と書いたのです。

看護師U：森田さんはその後もいくつか俳句をお作りになったそうですね。

中島：入所して10か月ほどしたときです。回診のとき、私が「森田さん、最近の心境はいかが？」と尋ねました。「変わりません」との答えでしたが、筆と紙を渡したところ、次のようにお書きになりました。

ゆく道も　おぼえ得ずして　時すごす

私は、嬉しくなりました。森田さんの豊かな感情は健在だったのです。日常生活の上では彼女はゆっくりですが、認知機能の低下が進んでいました。それは、時として、新しく入所してくる男の利用者を夫と間違えることでも明らかでした。それでも森田さんは時折見せてくれるダイヤモンドの輝きで私たちを惹き付けてくれたのです。「この私はこれから先どうなっていくのだろう。時間だけがこうして空しく過ぎていく」。彼女が詠んだこのうたは、現代社会に生きるわれわれが感じている不安を代弁しているかのようです。その意味では介護される者、する者が混然一体となったのです。二者の間に差はありません。あるのはただ一点、認知機能の低下のあるなしだけなのです。たまたま運悪く一方が「小吉」、他方が「大吉」のくじを引いた程度のことでしょう。ですから医療や福祉にたずさわる者は、私たちが引いたかもしれない小吉を患者さんや利用者さんが代わって引いてくれたのだという、感謝の気持ちでお世話させていただこうではありませんか。

絶望の介護、希望の介護

介護士F：ありがとうございました。私、初めのころの「中島塾」で、この仕事を辞めようと思ったと話をしたことがあります。ぶっちゃけた話、給料があまりにも安いということもその理由のひとつでした。私の友人で、居酒屋で働いている人がいます。給料は私より30％も多いのです。主に夜の仕事で、午後5時から午前3時ごろまでやっています。彼は仕事の間、30分の休みが2回しか取れないけれど、そんなにもらっているのです。もちろん嫌なこともあるそうです。客に怒鳴られることもあるし、急に休んでしまった仲間の代わりに来てくれと店長から言われることもあるそうです。でも皆さんとこうして何回か一緒に勉強させてもらい、そのあと現場で働いていて、利用者さんを見る目が違うというか、接し方が違っている自分に気付いたのです。これは驚きです。

中島：それは私にとっても驚きですね。あなたはどんなふうに変わったのですか？

介護士F：うまく言えないのですが……。こんなことがありました。昨日、私は勤務日で、たまたま上の階に用事がありました。帰りがけに、利用者さんの居室の前を通ったら、男性の利用者さんがベッドに横になっているのが見えました。掛布団が半分ベッドから落ちそうになっていたので、行って整えてあげました。名札には「山本芳太郎・83歳」と書いてありました。最近の朝礼で紹介があった方で、認知症が進んでいると聞いていました。私が掛布団を直してあげたとき、やせ細った顔を動かして何か囁きました。「アリガトウ」とゆっくり言っているように私には聞こえたのです。しっかりしているではないか、だいいち私の目を見て話しをしていると私は思いました。それで自己紹介のあと、「山本さん、私は京都から来ました。あなたはどこのご出身ですか」と尋ねました。「ドヤマ」とも「コヤマ」とも聞き取れる発音でした。何回か聞き直しているうちに、「富山」ではないかと気づいたのです。私は「山本さん、富山ですか。あの富山の薬売りの富山ですか」と大声で言うと、山本さんはにっこり笑い、大きくうなずいて「薬売り、薬売りのトヤマ」とはっきり言ったのです。山本さんの住所は京都市のマンションになっています。妻が亡くなったので息子さんのマンションに引き取られたのでしょう。ですから住所を聞いても答えられないのです。おまけに耳が遠いので、会話がちぐはぐになってしまいます。

「山本さん、私のおじいさんも富山の人でした。富山市センゴクマチに住んでいたそうです。私はおじいさんからそう聞きました」。すると、山本さんは「千石町はお城の近くです。私は千石町よりずっと離れたところです」と言いました。このあと、山歩きが好きだった私が、富山から立山に入り槍ヶ岳の縦走したことなどを大きな声でゆっくり話しました。山本さんは、自分は立山のムロドウまでは行ったことがあるが山の頂上までは行ったことがない、と上機嫌で話してくれました。ちょっとしたきっかけで、このように会話が弾んだのです。コミュニケーションの大切さを知ることができました。スタッフが思っていたほどは認知症が進んでいないこともわかりました。私なりの介護技術ってあるのかなと……。よーし、もう少しこの仕事を続けてみようと今思っています。

中島：それはありがとう。ちょっとしたことに気付くことで思わぬ展開になる一例ですね。こちらが話しかけても何かわけのわからないことをモゴモゴ言っている、で片づけないで、忍耐強く聞き取ろうとしたのですね。「ドヤマ」か「コヤマ」の中から富山を聞き分けたのが出発点ですね。薬売りにつなげたことで山本さんの注意力を一段階引き上げたのでしょう。さらにセンゴクマチで刺激し、立山でコミュニケーションが完成したのでしょう。あなたが自分の持っている知識を総動員したので、それが可能になったのだと思います。貴重な経験を積み重ねていってください。あなたのような介護士が多くなり、発言力を増し、それが政治的パワーにつながれば良いですね。私たちもあなたたちの希望が絶望にならないように応援しますから。

おわりに

「中島塾」講義はひとまずここで終わります。講義の内容は私が塾生に講義したこと、その講義を巡っての塾生との討論などです。ですからこの本をお読みになった方は、間接的にではありますが「中島塾」に参加されたことになります。随所でお気付きになられたことと思いますが、この本には患者さんや利用者さんが登場してまいります。プライバシー保護のためにお名前は変えてありますし、内容も多少の加工をしていることをご了承ください。しかし内容の本質には手を加えてはいません。ですから読者にとっては、そこまであからさまに示さなくてもと思われる内容もあるでしょう。それを、あえてお示ししたのは、家庭内で繰り広げられるさまざまな葛藤、いさかい、疲れ、涙、苦しみ、喜び、やり甲斐などと言った「真実」を知ってほしかったからです。

介護保険制度が２０００年４月に発足して以来、次第に公的サービスの範囲が広がってはいます。しかしサービス提供者であるスタッフ数が絶対的に不足しているのです。

日本の社会は、これから先40年は高齢者が増え続けます。その人たちをお世話するスタッフの増員も不可欠です。科学技術の進歩で、人を持ち上げたり運んだりする機能を備えたロボットはいずれ大量生産されるでしょう。それらの機器を利用することで利用者が安心でき、介護スタッフの職業病と言われている腰痛が防げるなら喜ばしいことです。数百の言語指示を理解し、それに応じるロボットも現れました。しかし介護を必要としている人が、それぞれの用途に応じる数台のロボットのみに囲まれ、いのちの終わりまで過ごさなければならない生活を想像してみてください。いかなる状態であっても人は尊厳のうちに生き、尊厳のうちにこの世を去るのです。いかに優れたロボットでも、人権や尊厳を理解することはできません。人は他の人とのコミュニケーションの中に生きているのです。たしかに高齢者を介護することはシンドイ仕事です。しかしコミュニケーションの中核に位置する介護は価値のあるものなのです。

第4章で林さんは「情けは人のためならず」ということわざを解説してくれました。介護も同じです。私たちもいずれは介護される身になります。そのときには温もりのある、心のこもった介護を受けようではありませんか。

付1　もっと知りたい人のための参考資料

第1章

有吉佐和子『恍惚の人』（新潮社、1972年）
井上靖『わが母の記』（講談社文庫、2012年）
シエクスピア、福田恒存訳『リア王』（新潮文庫、昭和42年）
セルバンテス、牛島信明訳『ドン・キホーテ』（岩波少年文庫、1987年）
谷崎潤一郎『鍵・瘋癲老人日記』（新潮文庫、1968年）
深沢七郎『楢山節考』（新潮文庫、1964年）

第2章

グレゴリー・ペンス、宮坂道夫・長岡成夫訳『医療倫理（1）よりよい決定のための事例分析』（みすず書房、2000年）
吉山登『老いの輝き――長寿社会をどう生きるか』（聖パウロ修道会、1994年）
「若菜集」『日本の詩歌（1）島崎藤村』（中央公論社、昭和42年）

第3章

萬年甫、岩田誠『精神学の源流3　ブロカ』（東京大学出版会、1992年）
中島健二『家族のための認知症入門』（PHP新書、2008年）

第4章

「かかりつけ医のためのBPSDに対応する向精神薬使用ガイドライン」は厚生労働省ホームページで見ることができる

付2 「中島塾」開催の足跡（主なもの）

第1回　文学に見る老い：認知症を中心に　2010年11月23日
第2回　高齢者の尊厳と人権を考える　2010年12月23日
第3回　認知症①「脳のどこに故障があるとこんな症状が出るのか」　2011年1月29日
第4回　認知症②「痴呆症・認知症学の史的考察」　2011年2月19日
第5回　認知症③「認知症の診断：科学と経験の狭間で」　2011年3月26日
第6回　認知症④「認知症の症例検討（1）」　2011年4月23日
第7回　認知症⑤「認知症の症例検討（2）」　2011年5月21日
第8回　認知症⑥「認知症の症例検討（3）」　2011年6月25日
第9回　中島健二著『この日本で老いる』（世界思想社）を解剖する　2011年7月23日
第10回　認知症⑦「認知症の薬物治療」　2011年9月23日
第11回　高齢者の医療と介護の現象学的検討　2011年10月28日
第12回　医療の質の向上に倫理学、哲学はどう寄与しうるか？　2011年11月26日

特別講義「新中島塾」

第1回　講師：伊藤基子氏（同志社大学大学院）「バリデーションの理論とその実践」　2012年8月29日
第2回　問題症例をどうしたらよいか　2012年10月24日
第3回　認知症施設「小山のおうち」の記録DVDを見てそれをもとに討論する　2012年11月28日

希望の介護 —— 認知症を考える「中島塾」にようこそ

2015年 5 月10日　第 1 刷発行

著　者　中島 健二

発行者　秋山 洋一

発行所　株式会社書肆クラルテ
〒603-8237　京都市北区紫野上若草町31-1
電話・FAX 075-495-4839
ホームページ　http://www.clartepub.co.jp

発売元　株式会社朱鷺書房
〒533-0031　大阪市東淀川区西淡路 1 丁目 1-9
電話 06-6323-3297／FAX 06-6323-3340
振替00980-1-3699
ホームページ　http://www.tokishobo.co.jp

印　刷　尼崎印刷株式会社

本書を無断で複写・複製することを禁じます。
落丁・乱丁本はお取り替えいたします。
定価はカバーに表示してあります。
©2015　Kenji Nakajima
Printed in Japan
ISBN978-4-88602-654-5　C0047